保健師が行う家庭訪問

第2版
新潟県保健師活動研究会　編

やどかり出版

はじめに

　新潟は市町村に保健師が充足され，地道な地区活動が伝統的に残っていたが，保健所の統廃合が全国でも先駆けて行われた地域である．

　かつて保健所には保健婦室があり，その婦長の存在は市町村にとって大きな支えだった．市町村の業務研究会では保健所の婦長・保健所地区担当保健師・市町村保健師で，地区活動・特に家庭訪問について検討された．保健所の総括的立場は地区活動を守る大切な存在だった．しかし，時代とともにその存在が薄れ，現場の保健師は担当する事業がどんどん膨らみ，地域に出向く活動から一部住民を呼び出す活動へと変化してきた．

　保健師の合言葉は「地域が見えない，事業が多く訪問ができない」であり，その言葉とともに保健師の疲れた姿があった．また一方では「保健師は企画力・調整力が問われ，ネットワークやコーディネート力が課題？？」などと語るスマートな保健師にも出会うようになった．

　そんな状況の中，"新潟のつどい"（新潟県保健師活動研究会）では，「保健師の活動はフィールドワーク，一定の地域を担当し赤ちゃんから高齢者まで障害の人から健康な人まで，地域に住むすべての人の健康を守る職業」であることを確認してきた．

　"新潟のつどい"の産みの母である，聖籠町の手島幸子さんと私たち運営委員の二人三脚で「地域に根を下ろした地区活動・家庭訪問」についての講座に取り組んできた．講座は17回を重ね，新潟

ばかりでなく全国各地に広がり，多くの反響を呼んでいる．

　1998（平成10）年の講座で，「保健師が行う家庭訪問の3つの特性」として手島さんが整理した教材を出した時，私たち現場にいる保健師は衝撃を受けた．そして，この特性は公衆衛生の基本的なこととして受け止めたのであった．

　以来その整理された内容を学び，地域に飛び込んでいった若い保健師が，元気を取り戻し，目を見張る実践が創られた．その手ごたえを感じた新潟のつどいでは，このことを何とか1冊の本にできないかと数年前から声があがってきた．

　本書に綴られたものは，私たち現場の人間が生み出した「家庭訪問」の実践と未熟な理論ではあるが，講座での経験を積み重ねながら，原稿化したものである．幸いにも全国保健師活動研究会（自治体に働く保健師のつどい）でのつながりから私たちの職場にも直接おいでいただき，ご指導いただいたことのある，山梨大学の山岸春江先生にもご寄稿いただき，理論的な方向性が示され出版の運びとなった．

　今年は水害・地震，そして市町村合併と保健師を取り巻く状況も大きく変化している．しかし，どんな条件の中でも保健師の本質は変わりがない．

　この本が多くの保健師・公衆衛生行政に携わっている人たちに読まれることを願っている．

2004年12月
　　　　　　　　　　　　　　　　新潟県保健師活動研究会運営委員会

はじめに（第2版）

　「保健師が行う家庭訪問」の出版から13年目を迎える．その間私たちを取り巻く情勢はめまぐるしく変わった．

　新潟県は市町村合併が他県より早く進み，112の市町村は30市町村までに減少した．合併後は保健師の分散配置が進み，地域を担当する保健師数が減少する中で，住民と顔の分かる関係を築き，「地域まるごと，家族まるごと」の保健師の基本である地区活動の基盤が大きく揺らいだ．

　地区活動の基盤が揺らいだ背景となる歴史を振り返ってみると，老人保健法制定後に保健師の仕事内容が事業中心となったことが指摘できる．その結果，家庭訪問が激減していったのだ．また予防の視点が一部対象者へとシフトされ，全数把握の活動が低下した．その後の地域保健法では，保健所の統廃合により人件費削減とともに，事業の効率化をねらい「業務担当制」が導入されていった．その動きは急速に市町村へ波及し，小さな市町村でも「業務担当制」がしかれ，新たな法律が制定されるたびに保健師の分散配置が進められていった．

　2013（平成25）年4月，厚生労働省は「保健師がその担当地区に責任をもって活動する地区担当制の推進に努めること……」を基本的方向とする，新たな「保健師活動指針」を知事及び市区町村長宛てに通知した．しかし，地区担当制の保健師活動を経験していない保健師は地域を受け持つイメージが持てず，2011（平成23）年の東日本大震災では，地域のすべての人を対象にした活動に戸惑い

があったと聞く．あらためて業務担当制の弊害を感じ，地区担当制の復活を願うものである．

　またこの10年では行政評価が厳しくなり，保健事業にはなじまない成果指標が求められるようになった．数値目標の設定ですべて事業評価を行う．評価に振り回され住民の声を聴くことを忘れ，疲れ果てている保健師の姿に遭遇する．また市町村独自で行われている保健事業は評価されず，露骨に市町村間を競争させる報道が行われ，保健師同士の会話も「どうしたら評価基準を満たすことができるのか？」という傾向にならざる得ない状況になっている．

　住民の声を聴き，同じ風に吹かれながらともに語り，ともにつながる活動ができにくい状況になっている．

　一方この本は出版してから10数年たつが，いまだに多くの保健師の「困ったときのバイブル」として読み続けられている．2014（平成26）年の新潟県保健師活動研究集会で，やどり出版の増田一世さんに講演をお願いした時，改訂できる本は数少なく，今ある本を元にしながら，新しい命を吹き込む時期にきていると後押しされた．

　私たちとともに歩んできた元聖籠町保健師の手島幸子さんは，多くの保健師にこの本を通して，保健師の使命を伝え，「未熟でもいい」「人は語り合いながら成長していく」と若い保健師に訴えかけ，保健師の行う家庭訪問の大切さを伝え続けてきた．

　最近では中堅保健師が，「地区担当制」を取り戻すきっかけとして本書を通して多くの学びがなされている．私たちの現場では，どの分野でも民間委託が進み，健康格差がますます拡大している．公的責任という公衆衛生の基本に戻り，地域を徘徊し，申請なくとも家庭の中に入ることができる保健師の活動は「住民の命と暮らし」を守る重要な役割があると感じている．住民とつながり，多くの保健師をつなぐ役割としてこの本の改訂の必要性を強く感じ現在に至った．

　今，まだ「地区を担当する保健師活動」，その中でも家庭訪問の

重要性が分かる世代がいる限り，保健師の力は底が尽きていないと信じたい．

　この本を手にした時，新人でも熟年保健師でも保健師の仕事のイメージができる現場が生み出したマニュアルとして活用してもらいたい．

参考文献
1）菊池頌子：保健婦労働の基本は"地区担当制"；「さるす」No 2，2000 年 4 月
2）菊池頌子：全国保健師活動研究会ニュースレター"いのちとくらし"実践講座「保健師の配置や地区担当制度を考える」No.280，2012 年 11 月
3）菊池頌子：先輩や退職保健師が伝えよう保健師活動の原点；NPO 法人公衆衛生看護研究所・保健婦資料館ニュースレター，2017 年 3 月

2017 年 12 月
　　　　　　　　　関川　清美（新潟県保健師活動研究会事務局）

目　次

はじめに　　　　　　　　　　新潟県保健師活動研究会運営委員会　iii
はじめに（第2版）　　　　　　　　　　　　　　　　関川　清美　v

第1章　保健師が行う家庭訪問……………………………… 1

1　家庭訪問の使命・意味・特性を考える　　　　　手島　幸子　2
　　－実践現場から－
Ⅰ．保健師が行う家庭訪問の原理・原則……………………… 2
　1．保健師の活動基盤は，地域集団であり，対象は全住民である　2
　2．生活を見，生活に関わる仕事をする保健師……………… 3
Ⅱ．保健師が行う家庭訪問の目的・方針……………………… 4
　1．困っている人，助けを求めている人への訪問…………… 6
　2．つながり，顔売り訪問……………………………………… 6
　3．深く学ぶ訪問………………………………………………… 7
Ⅲ．保健師の家庭訪問を守り抜く……………………………… 8
　1．旧笹神村の実践に学ぶ……………………………………… 8
　2．続いていく後輩保健師らの家庭訪問の実践……………… 9

2　保健師活動の特徴は家庭訪問　　　　　　　　山田　和子　13
　1．私の保健師活動の歩み……………………………………… 13
　　1）先輩保健師から学び　地域連携を実践………………… 13
　　2）試行錯誤の教員経験……………………………………… 14
　　3）全国からの研修生や公衆衛生従事者からの刺激……… 14
　　4）保健師基礎教育の難しさを実感………………………… 15
　2．私の経験―家庭訪問………………………………………… 15
　　1）最初の家庭訪問　継続の大切さ………………………… 15
　　2）「支援を求めない」ことの意味…………………………… 16

3）全員で取り組む家庭訪問…………………………………… 17
　　　4）歓迎される訪問・歓迎されない訪問………………………… 18
　　　5）日常的な家庭訪問が大事……………………………………… 18
　　3．勉強会への参加……………………………………………………… 19
　　4．現在の保健師基礎教育……………………………………………… 20
　　　1）保健師基礎教育の変遷………………………………………… 20
　　　2）公衆衛生看護学実習…………………………………………… 22
　　5．「保健師が行う家庭訪問」との出会い…………………………… 23
　　　1）多様な家庭訪問の実際を学ぶために………………………… 23
　　　2）本書の現場保健師への意義…………………………………… 23
　　6．改めて考える家庭訪問の意義……………………………………… 24

3 **保健師を取り巻く情勢と守るべき地区担当制**　佐藤　美穂　26
　　合併後の保健師活動，地区担当の動き
　　1．この10年の保健師を取り巻く情勢………………………………… 26
　　2．私の職場の地区担当・地区活動の変化…………………………… 27
　　3．それでも大切にしたかったこと…………………………………… 28
　　4．学びに支えられて…………………………………………………… 30

第2章　保健師が行う家庭訪問の実際…………………………… 31
実践レポート1　家庭訪問にこだわり地域の保健師を目指す… 32
　　　　　　聖籠町の保健活動の特性　　　　　手島　幸子
　　1．はじめに……………………………………………………………… 32
　　2．聖籠町の概況………………………………………………………… 34
　　3．私の家庭訪問の変遷………………………………………………… 35
　　　1）ねたきり老人を起こす家庭訪問……………………………… 35
　　　2）全国自治体に働く保健婦のつどい
　　　　（全国保健師活動研究会の前身）との出会い………………… 36
　　　3）守られていた保健師の地区活動・家庭訪問………………… 37
　　　4）障害児との出会いで変えられた家庭訪問…………………… 38

5）障害児の早期発見を目指して……………………………… 39
　　6）乳児の全数訪問を開始……………………………………… 40
　　7）田畑への訪問………………………………………………… 43
　　8）守門村　五十嵐松代さんとの出会いから総なめの訪問
　　　　の実施………………………………………………………… 46
　　9）若い男性（40代）への訪問………………………………… 48
　　10）鈴木文熹先生との出会い…………………………………… 49
　4．保健事業での家庭訪問の位置づけ………………………………… 51
　　1）保健衛生計画の中で家庭訪問の明記……………………… 51
　　2）職場内で家庭訪問を理解してもらう……………………… 51
　5．新人への教育………………………………………………………… 54
　　1）地区めぐり…………………………………………………… 56
　　2）目を離してはいけない人への同行訪問…………………… 57
　　3）家族単位で見ること………………………………………… 57
　　4）ケースを深く理解するために……………………………… 58
　　5）担当地区全体への訪問……………………………………… 58
　　6）暮らしを学ぶ訪問…………………………………………… 59
　　7）記録と保健師自由ノート…………………………………… 60
　6．保健師1年目の学びから　　　　　　　　　渡邉　郁子　 60
　　1）授業と実際の違い…………………………………………… 60
　　2）保健師1年目の悩み………………………………………… 61
　　3）発達を見る目に自信がなかった…………………………… 62
　　4）地域踏査を経験して………………………………………… 62
　　5）先輩たちとのやりとり……………………………………… 63
　　6）チームとしての取り組みから……………………………… 64
　　7）1年目の経験が今の支え…………………………………… 66

実践レポート2　地区担当制と家庭訪問にこだわった保健師活動 68
　　　　　　　その後の聖籠町　　　　　　　　渡邉　郁子
　1．はじめに……………………………………………………………… 68

2．聖籠町の現在の状況……………………………………… 69
　　3．聖籠町の家庭訪問の変遷………………………………… 69
　　　1）介護保険で揺れた保健師活動…………………………… 69
　　　2）機能訓練事業の見直し…………………………………… 69
　　　3）50歳男性訪問事業から学んだこと…………………… 70
　　　4）子ども・親・家族と関わる保健師活動………………… 72
　　4．保健師活動を支えてくれた学習会……………………… 74
　　　1）聖籠町保健師活動学習会………………………………… 74
　　　2）新人も先輩も自分を語り，学び合う…………………… 75
　　　3）これからも続く「保健師が行う家庭訪問」…………… 75
　　5．私の新任期　　　　　　　　　　　　　山岸　ちひろ　79
　　　1）保健師になったきっかけ………………………………… 79
　　　2）いざ，地域へ　〜顔売り訪問〜………………………… 80
　　　3）住民の暮らしを知り，健康教育へ……………………… 81
　　　4）語れない自分……………………………………………… 83
　　　5）大きな支えとなった保健師学習会……………………… 84
　　　6）チームで学ぶ　〜深く聴き学ぶ訪問〜………………… 85
　　　7）母子保健業務を担当して………………………………… 87
　　　8）学び続けていくこと……………………………………… 88

実践レポート3　チームでつかむ地域の暮らし　　阿部　芳子　90
　　1．小千谷市の概況…………………………………………… 90
　　2．職員態勢…………………………………………………… 90
　　3．小千谷市の暮らしと保健師活動………………………… 91
　　　1）小千谷市民の暮らし……………………………………… 91
　　　2）保健師活動………………………………………………… 92
　　4．地域をつかむ取り組み…………………………………… 93
　　　1）就職した当時……………………………………………… 93
　　　2）私は何をする人？………………………………………… 93
　　　3）うらやましい，妬ましい全数訪問……………………… 96

4）出始めた訪問　守門村の五十嵐保健婦からの一言…… 97
　　5）訪問の始めは基本健康診査の事後訪問から………… 97
　　6）3人からの出発の訪問がチーム全体に………………… 98
　　7）暮らしをつかむ…………………………………………… 98
　　8）生活（状態）調査との出会い（表2）………………… 99
　5．チームでつかむ実態の重み………………………………… 113

平時の保健事業の充実こそが防災　　　　　　　佐藤　久美　114
家庭訪問が生きた中越地震への対応
　1．「中越地震後」に生きた保健師活動の土台……………… 114
　2．震災対応　初期（困っている人，助けを求めている人へ
　　の訪問）……………………………………………………… 115
　3．中期（つながり，顔売り訪問）………………………… 116
　4．復興期（深く学ぶ訪問）………………………………… 116

実践レポート4　三川村の家庭訪問　　　　　　水戸部可奈　117
　　　　　　全戸訪問からの出発
　1．はじめに…………………………………………………… 117
　2．村の概況…………………………………………………… 118
　3．保健婦活動の歴史………………………………………… 119
　4．三川村の家庭訪問（資料1）…………………………… 120
　　1）Ⅰ期　悩み多き日々＜2001（平成13）年4月〜12月＞ 120
　　2）つどいとの出会いと学び……………………………… 123
　5．Ⅱ期　地域とつながる全戸訪問の開始………………… 124
　　　＜2002（平成14）年1月〜6月＞
　　1）第1回職場の学習会で＜2002（平成14）年6月＞… 126
　　2）新潟県若い保健師の学習会での報告………………… 127
　　3）第2回職場学習会で＜2002（平成14年）年9月＞… 128
　6．Ⅲ期　その後の私たちの訪問…………………………… 128
　　　＜2002（平成14）年9月〜2003（平成15）年3月＞

1）新津管内保健師業務研究会での報告…………………… 129
　　　　＜2002（平成14）年10月＞
　　2）第3回職場学習会＜2002（平成14）年12月＞………… 130
　7．Ⅳ期　基本健診を軸にした活動の開始……………………… 130
　　　　＜2002（平成14）年2月～2004（平成16）年8月＞
　　1）健康相談会参加を勧める訪問………………………… 130
　　2）2002（平成14）年度　健康相談会…………………… 131
　　3）基本健診を勧める訪問＜2003（平成15）年度＞……… 132
　　4）基本健診および結果指導会…………………………… 132
　　5）第4回職場での学習会＜2003（平成15）年9月＞…… 134
　　6）健診を勧めた地区にその後の生活を聞く訪問，初回受
　　　　診者への訪問………………………………………… 135
　　7）第5回職場での学習会＜2003（平成15）年11月＞…… 135
　　8）健康相談の内容を改めて考える……………………… 138
　　9）第6回職場学習会で＜2004（平成16年）1月＞……… 139
　　10）健康相談会を勧める訪問……………………………… 139
　　11）2003（平成15）年度　健康相談会…………………… 140
　8．おわりに………………………………………………………… 141

実践レポート5　笹神村の脳卒中予防活動の取り組み　関川　清美　143
　　　　40歳代男性の家庭訪問事業を通して
　1．概況……………………………………………………………… 143
　2．職員態勢………………………………………………………… 143
　3．住民の歴史・暮らしと保健活動……………………………… 144
　4．就職当時の訪問………………………………………………… 144
　5．健康づくり元年………………………………………………… 145
　6．倒れた事例から学ぶ…………………………………………… 145
　　　　～40歳代男性にスポットを当てた生活調査～
　7．こだわり続けた40歳代男性の家庭訪問……………………… 148
　8．40歳代訪問から学んだこと…………………………………… 150

         1）労働衛生の視点………………………………………… 150
         2）家族単位の見方………………………………………… 150
         3）保健師の活動対象は地域に住むすべての人………… 151
     9．夜間健康座談会～40歳代男性の訪問結果を報告～……… 152
    10．地域が動き出した手応え………………………………… 152
         1）健診受診者の増加（図1，図2，図3）……………… 152
         2）脳卒中の減少（表2）………………………………… 154
         3）国保の老人医療費の減少（表3，図4）……………… 155
         4）住民との確かなつながり……………………………… 155
    11．合併の中で地区担当を守る闘い………………………… 157
         ……家庭訪問ができる条件づくり
    12．つどい（保健師活動研究会の前身）で学んだこと……… 158
         ～地区活動の実践の分科会づくり～

保健師は日本国憲法25条「公衆衛生」の担い手　手島　幸子　160
「保健師が行う家庭訪問」を携え歩いて13年
     1．歩いた，各地の保健師研修・学習会……………………… 160
     2．どの保健師たちも共感した「保健師が行う家庭訪問の特性」161
     3．学び・語り合い・実践につながった保健師たち……… 162
         1）土佐清水市での学び合いの始まり…………………… 162
         2）継続した研修会と実践の変化………………………… 162
         3）南相馬市の学び合い語り合い………………………… 164
     4．今こそこの「本」が伝えたいこと………………………… 167

あとがき　　　　　　　　　　　　　　　　　関川　清美　168

　　　　　　　　　　　　　　　　　　　表紙絵　　佐々木裕子
　　　　　　　　　　　　　　　　　　　表紙題字　手島　勇平
　　　　　　　　　　　　　　　　　　　イラスト　武者　育

第1章 保健師が行う家庭訪問

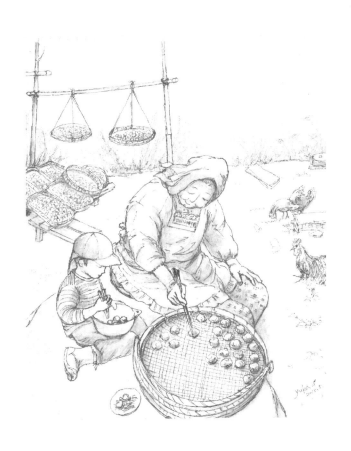

1 家庭訪問の使命・意味・特性を考える
― 実践現場から ―

手島　幸子（新潟県聖籠町）

Ⅰ．保健師が行う家庭訪問の原理・原則

　私が就職した当初は，家庭訪問をする職種は保健師が主流だった．その他，助産師，教師，医師などが個別で限られた対象を行っていた．その後，時代とともに家庭に入る職種は，ヘルパー，看護師，ケアマネジャー，ケースワーカーなど多種となってきている．
　ここで，私は実践から保健師が行う家庭訪問の使命，意味，特性について考えてみたい．

1．保健師の活動基盤は，地域集団であり，対象は全住民である

　聖籠町では保健師が7人で，そのうち1人が基幹型在宅介護支援センターに勤務し，6人で地区を担当している．従って，保健師1人の受持人口は約2,000人～2,200人である．
　その担当地区の全住民に責任を持つ．まだまだ不十分かもしれないが，全数訪問を目指している．対象は，乳児から高齢者，障害者から健康者と全数である．
　福祉や介護，医療従事者の訪問は，申請がなければ入れない．保健師は申請がなくても家庭に入れる．このことは，行政に属してい

るからこそで，公の立場で全数に責任を持つことを意味している．「役場の保健婦○○です」で，町民にとって顔パスである．町民は保健師が訪問するのは当たり前だと思っている．

聖籠町では1999（平成11）年から2001（平成13）年ごろ，介護保険準備等で家庭訪問が激減の年があった．

「このごろ，ちっとも保健婦の姿が見えない」

と住民から苦情が出始めた．その後保健師は，苦情を出し始めた住民から逃げず，向き合い，チームとして徹底した話し合い，学習会を行い，全数を目指した家庭訪問を復活させた．それはエネルギッシュで，かつてない訪問件数となった．そうしていくうちに，

「保健婦さん来てくったった」

「保健婦さんにこう言わったんさ（言われた）」

という声が町民から出てきている．

保健師が全数把握を可能とする条件として，現場活動をしてきた私の体験から，人口1,000人〜2,500人（地理的条件も考えて）に1人の保健師の確保が必要だと思う．

現在，大都市などを見ると圧倒的に保健師が不足している．町村でもここ数年，福祉や介護分野に異動している保健師が出て，その補充のない所もある．さらに市町村合併で，退職者の補充もないまま，少人数の保健師が膨大な人口を抱えている．この状況では，全数対象で全数把握の活動が困難となる．さらに民間の人材派遣会社で保健師を雇う動きがあるという．

住民に近い場所にいて，常に全住民に責任を持つ活動をする保健師の仕事は，どのように時代が変わろうが，公務労働だと思う．

2．生活を見，生活に関わる仕事をする保健師

私は就職したころ，家庭訪問の重点対象を病気の人やねたきり状態などとし，深く関わりを継続していた．このころは病態中心の見方だったように思う．しかし，その後障害児や親との関わりを深めると，家族関係や子育て全体にも広がり，母親の女性としての自立

や，さらに父親の子育て参加を考えると，若い男性の労働まで考えるようになってきた．さらに社会保障としての保育なども考えさせられた．このころ，保育士や教師の研究会に出席することが多かった．

そして，農業従事者の健康に取り組んだ時，田畑訪問し，労働と健康がいかに密接に関係しているかがわかった．農業を考える時，農業政策を学ぶことを言われ，農政問題の学習会や，弁護士から過労死問題について学び社会の動きが，農業，ひいては農民の健康にも関係していることが少しずつ理解できてきた．

今振り返ってみると，個別ケースのみ深く掘り下げたり，母子保健や成人保健などの分野のみ専門的に行うことが保健師の専門性ではないと考えている．

担当地区全数対象とすれば，乳児から高齢者，障害者から健康者と，さまざまな人たちが地域に関係を持ちながら暮らしている．その暮らしと関係している病気も単に医学や看護学だけでなく，社会，歴史，民俗，経済，労働，そして時の政治などがからんでいる．とすると，保健師の専門は，「すべてが関係している，からんでいる」という視点を持つ総合的な視野を持ってアプローチしていくことだと考えている．さまざまな専門から学んで，関連させて，実践していく保健師の仕事は，細分化ではなく，全体化，統合化だと思う．

Ⅱ．保健師が行う家庭訪問の目的・方針

保健師の活動基盤は地域を受け持つということである．そしてその方法の基本は家庭訪問である．地区活動の手段としての家庭訪問について，多数の保健師の実践と学び合いで導いた「保健師が行う家庭訪問の特性」を**表1**に分類した．

表1 保健師が行う家庭訪問の特性

訪問の分類	現場活動を通して考えたこと	工夫
1）困っている人，助けを求めている人への訪問	・まずは「聴く力」を養う．聴いてもらうだけで解決されていく場合が多い． ・「聴く」だけの訪問の保障を． ・緊急の場合は別としても，すぐに「指導内容」「対策」を打ち出さない． ・その人を中心とした一流の人（医師・心理判定員・ケースワーカー・教師・看護師など）探し，自分の目で確かめ，つながる． ・家族単位で見るくせをつける． ・自分は力がない保健師だと感じていても，心をこめてすぐ動くこと．	・記録用紙は自由記録を使う ・家族世帯票を作る
2）つながり，顔売り訪問	・担当地区全体への訪問（健診結果を持って……） ・乾いた大地に水をやるように，足跡をつけるように． ・「この訪問は人の役に立っていないのでは……この訪問で何になるのか」という悩みが必ず起こるが，1か月すると名指しの電話がくるようになる． ・自分の顔と名前を覚えてもらう． ・相談の呼び水訪問と考える．	・世帯地図の中で訪問した所に色をつける ・担当地区ファイルを作る
3）深く学ぶ訪問	・そのまち・むらの保健活動の重点課題と結びつける訪問． 　テーマはそれぞれの市町村で違ってくる．（40代訪問，70代訪問，2歳児訪問，リハビリ参加者訪問……など） ・保健師全員で内容を決め，動く． ・課内でも理解を求める． ・訪問から帰ったらすぐ話ができるようリーダーは配慮する． ・結果をもとに政策提案をする． ・粘り強く続け，すぐあきらめない． ・すぐ評価しない．（5年，10年単位で見ていく）	・活動計画には必ず訪問を位置づける ・訪問計画・結果を課内にまわす ・毎月月報を手書きのコメントをつけて課長まで上げる ・リーダーの机は保健師集団の中心にすえる

1. 困っている人，助けを求めている人への訪問

　保健師はすぐに「指導」をしたり，「対策」を急ぎすぎる傾向がある．また，卒後教育での指導も「何を指導してきたか」と先輩から言われ，新人は「画一的な指導になってしまう」ことへの悩みがあることから，まずは，「聴く」ことを重視している．この部分は，比較的若者向けに書いている．

　この内容を話すと，若い保健師は「私でもやれるんだ」と明るくなり，特に「力がない保健師だと感じていても心をこめてすぐ動くこと」と話すと，笑いとともに生き生きした表情になってくる．

　「聴く」内容についても具体的に「相手の思い，家族の思い，どうしてこうなったか，何度でもじっくり聴く」と話すと，「私たちは，聴いていなかったのでは……」と中堅の保健師たちが話す．それ以前に，あまりに忙しい現場で，若い保健師に「どうだった」とすら聞いていなかった……などの声も出てくる．

　この「聴く」ことについては，カウンセリングのようなものだけでなく，「病気を持って生きてきたその人の歴史をじっくり聴いてみる」ことや，生活状態調査の「心で聴く，感動しながら聴く」「生活の柱立て」などを学び，実践して身につけていくことが大切である．［状態調査については，『住民との新たな関係づくり　保健婦の状態調査の実践がもたらしたもの』（やどかり出版）2002 年を参照のこと］

2. つながり，顔売り訪問

　自分の担当地区全数をめざした訪問である．個別の訪問計画や指導でしばられてきている保健師たちは，「こういう訪問があっていいんだ」という反応である．まして，「顔を覚えてもらう，つながる」ということは，関係を持つ第一歩として重要である．

　「顔売り訪問でもいいのであれば明日からでもやれる」と話す保健師．

「忙しい中，このような訪問の時間が割り出せない」とリーダー的な存在の保健師が発言することがある．

「訪問は，時間があるからするのではなく，時間がなくともするものだと思う．夕方4時半過ぎてもまだ時間があると思って現地に行く．それが保健師ではないかと思う」と私は話す．こうなると意気込み論になってしまうが，「訪問はできる，できないということではなく，訪問は，するものだ」と思う．保健師1人1人，訪問にこだわらなければ，すぐに訪問は流されてしまうからだ．

3．深く学ぶ訪問

この訪問は，鈴木文熹先生の生活状態調査から学んだ訪問だ．

この生活状態調査は，「聴く」「相手から学ぶ」「暮らしの広がりを学ぶ」「政策にまでつなげる」訪問になり，チームで取り組むエネルギッシュで学びの多い訪問だ．この訪問を年間すべては難しい．私は，その地域の重点課題と結びつけて，一定の期間行ったほうがいいと思う．この訪問を体験すると，「聴く力」「暮らしをみる視点」が身についてくる．

このような解説を入れながら，1999（平成11）年12月から2004（平成16）年3月まで計17回の講座で，この**表1**を教材として使ってきた．

－講座の感想文の一部抜粋－
・家庭訪問恐怖症になりかけていた気持ちがあったが，すごく救われた．（新人）
・玄関先，道端でも，まずは顔を売ることから始めたい．（新人）
・私も基本健診の結果返しで，30〜40代へ訪問することがあるが，問題意識がない人だとつい訪問が億劫になってしまう．そのため「指導しよう」という思いで訪問しようとすると足が向かなくなる．「その人の生活をまず聴く」という心持ちで訪問し，十分そ

の人の生活背景を把握したいと思った．（中堅）
・全戸訪問，顔売り訪問は学校で習ってきたことがないため，ほんとうにしていいのか，という疑問もあったが，これこそ保健師の本質だということが理解できてよかった．（中堅）
・これからの保健師活動に光が見えてきた．今回学んだことを生かし地域に足を運ぼうと思う．何もできないことを悩んでいたが，相談されやすい，顔のわかる保健師を当面の目標として活動していきたい．（新人）

　このような感想から表1の分類表は，新人はもちろんのこと中堅以上の保健師にとっても新鮮に入っていっていると思っている．この表1を使った学びで実際現場で足を運ぶようになった保健師が，次の学習会のレポーターとして報告するなど，少しずつ実践の輪が広がっている．

Ⅲ．保健師の家庭訪問を守り抜く

1．旧笹神村の実践に学ぶ

　保健師数の確保がない中，全国的に見ても年々保健師の家庭訪問が減少傾向にある．保健事業の中で，保健師の家庭訪問が重要な事業として位置づけられているだろうか．
　「保健師は地域を担当し，その活動の基本は家庭訪問であり，この労働は公務労働である」と前述したが，保健師自身，家庭訪問を公的な業務として実践的にも，業務の確立をしてきただろうか．
　近隣のある町が近くの市に合併された時，その町の保健師用の全世帯票を処分したという話を耳にした．住民と保健師の大切な歴史を簡単に処分したことに驚いた．
　そういう町もあれば，今年の4月に合併して阿賀野市となった旧

笹神村の闘いが思い出される．私は，笹神村へは保健師の学習会としてたびたび行っていた．（笹神村の詳細は第2章に掲載）

2003（平成15）年からの学習会は，「合併に向けて，いかに住民の近くに保健師がいるか，地区担当活動とりわけ家庭訪問をどう守り抜くか」が中心的テーマだった．合併後の態勢の話し合いで，保健師サイドで各分野に分かれ合併する町村の保健師と話し合う．その中で常に「住民にとっていいこと」として，笹神村の保健師は発言する．他町村との意見が合わず苦闘する．そのプロセスの中で合併後の保健師業務に「地区担当と地区活動」という言葉を残した．そして，「保健師は住民に近い支所にいる」ことが決まった．

その闘いと同時に村の保健師の地区単位の活動と世帯票を残す作業にとりかかった．大半の学習会やこの事務作業は休日に行った．公的に家庭訪問の歴史と内容を残す活動だ．

その守る闘いを行っているころ，笹神の住民が，

「保健師さんはわれわれの身近な所にいてほしい，今までどおり家庭訪問をしてもらいたい」という声を上げ，動いた．保健師自身が地区活動，家庭訪問にこだわり，守る動きをしないでだれが守ってくれるのだろう．まだまだ守れる可能性はある．

2．続いていく後輩保健師らの家庭訪問の実践

私が退職後，研究会や学習会で出会った保健師が，現場で実践を進めていく中で，「ぜひ職場研修として入ってほしい」という要請があり，定期的な学習会を行った．その実践は次のとおりである（**表2**）．

この5つの市町村に入っての学習会で家庭訪問を中心に継続学習をしてきた．その中で前述した保健師の家庭訪問の機能として，3つの分類表からいうと，2）つながり，顔売り訪問，3）深く学ぶ訪問をそれぞれ実施してきている．

まず保健師活動統計の月報の家庭訪問を見ると，「その他訪問」の件数が伸びてくる．「その他訪問」が多いということは健康な人

表2 家庭訪問の職場学習会の状況（2001年～2004年）

市町村名	特　色	状　況	出会い	学習回数	内　容	創られた実践
三川村	小さな山村 2005年合併予定	若い悩み多き保健師. これまで家庭訪問のなかった村.	2001年12月新潟県自治体に働く保健婦のつどい分科会で.	10回	・村の統計を見る. ・全戸訪問のまとめ. ・地区ごとのまとめ. ・事業と訪問のつながり.	・全戸訪問を開始. ・地区住民が保健師の存在に気づく. ・基本健診受診率アップ. ・健康相談会参加者の増加と内容の充実. ・若い保健師が元気になる. ・議会にも保健師の訪問が話題に上る.
豊栄市	大きな市農村・団地・商店 2005年合併予定	保健師が業務別係に分かれているが, 地区担当制は残っている.	2001年12月新潟県自治体に働く保健婦のつどい分科会で.	7回	・保健師の新人研修として行う. ・全戸訪問のまとめ. ・住民への報告の内容と方法. ・職場内での報告.	・全戸訪問(小地区)をまずは新人と指導者で実施. ・結果報告会(地区と保健師集団). ・保健師全員で全戸訪問を実施. ・市長の施策にも「保健師の全戸訪問」が掲げられた.
阿賀野市（元笹神村）	笹神村は小さな農村 2004年4町村が合併	脳卒中を減らし, 医療費を抑制させたすばらしい実践をしている村だった.	新潟県保健師のつどい実行委員として共にやってきた仲間.	20回	・母子保健の充実. ・乳児訪問の検討. ・7か月児の保育者状態調査と報告会.	・7か月児状態調査により, 乳児のあそび会が出来た. ・母子保健が充実してきている.

市町村名	特　色	状　況	出会い	学習回数	内　容	創られた実践
		合併後も支所として住民の近い所に保健師が存在.			・あそび会おこし. ・保健推進員研修会報告. ・地区担当を残す取り組み. ・合併に向けて地区活動を残す取り組み.	・合併後も地区活動を守る検討を行ったことにより，現在も活発な実践が行われている.
聖籠町	合併せずに単独の町として存続	介護保険前後に急に家庭訪問が減り，住民から「保健師の姿が見えない」というクレームがつく.	私の町	45回	・新人保健師・栄養士教育. ・母子保健の訪問と内容検討. ・リハビリ参加者状態調査と報告会. ・家庭訪問継続研修.	・研修により母子保健・地区活動が活性化された. ・家庭訪問件数が大幅に増え，チーム全体に活気が出てくる. ・地区住民から「保健師が訪問してくれて」という声が出てくる. ・2004年さらに保健師が増員された.
加治川村	小さな農村 2005年合併予定	過去には充実した保健活動のあった村だったが，家庭訪問が停滞し方向を見失い悩んでいた.	2003年11月新発田保健所管内保健師業務研究会で	3回	・これまでの家庭訪問の見直し. ・家庭訪問の方向についての検討. ・60歳訪問と報告会.	・乳児全数訪問開始. ・60歳全数訪問開始. ・保健師がいきいきしてくる.

への訪問，地域に徘徊する訪問が多いということだ．その後保健師が元気になっていく．それは訪問の手応え，住民との関係づくりができてきたからだと思う．そして地区の住民の動きが変わってくる．研究会で出会い，絶望的だった三川村の若い保健師たちが見違えるようにたくましく成長した姿や実践は，本書の実践編で紹介されている．

　実践は，学びによって支えられ，確かなものになっていく．この職場学習会のきっかけは，保健師活動研究会だった．この研究会の特色は，自由に自分の置かれている状況を仲間の中で表現し，仲間の実践に触れ，大切なことを確認できていくプロセスを踏んでいく運営だ．「学びなくして実践はのびない」と思っている．

　私は現場人間であり，現地にこだわってきた．「行って（訪問して）顔を見てから，すべては始まる」と考えている．
　「保健師が地区を徘徊せずに，どうして住民が動こうか」とも実感している．保健師の行う家庭訪問は，人類の幸せのために必要な公務労働だと思う．
　今，そしてこれからも，人々は保健師を待っている．

2 保健師活動の特徴は家庭訪問

山田　和子
（和歌山県立医科大学保健看護学部保健看護学科　名誉教授）

1．私の保健師活動の歩み

　はじめに自己紹介をかねて，私自身の保健師として歩んできた過程について記したい．

　私の保健師歴は大阪府保健所から始まり，大阪府立公衆衛生専門学校保健科，国立公衆衛生院（現保健医療科学院），和歌山県立医科大学保健看護学部と勤務し，無事定年を迎えた．

1）先輩保健師から学び　地域連携を実践

　16年間に3か所の保健所を経験した．就職した当時，保健師の活動は活気が満ちており，障がい児の早期発見，早期対応に一生懸命取り組んでいた．良い健診・良い支援を行うには……と，職場の保健師全員で，課題や課題の解決策について検討していた．例えば，良い健診を実施するために，良い医師に健診を担当してもらいたいと医師を探したり，心理相談を新設するにあたり発達相談員を探したりした．また，健診等で障がいが発見された子どもたちの通園施設が定員一杯で通えないため，週に1日でも2日でも通える場を作ったり等々，保健師が一丸となって取り組んでいた．私は先輩保健師の熱い思いに触れて，早く一人前の保健師になりたいという思いを強く抱くとともに，役立つ保健師になれるのだろうかと焦り

も感じていた．新人保健師時代の経験が，その後の私の経験の柱となり，私自身の"保健師観"を形づくっている．

　障がい児のネットワークが整備されている保健所では，関係機関と協働して活動を行った．例えば，障がい児施設への通園を悩んでいる親への支援として，通園日数・通園方法など施設職員と幾度となく検討を行った．他の専門職との連携，あるいは他の専門職からの保健師への期待に応えようと活動することにより，保健師の専門性が鍛えられた．また，関係機関とはお互いに忌憚なく意見が言えること，目指す方向を同じにさせることの重要性を学んだ．

2）試行錯誤の教員経験

　大阪府保健所に勤務後，母校である大阪府立公衆衛生専門学校保健科の教員への誘いがあった．この時期看護系大学が全国で設置され始め，大学へ移る教員の後任であった．私は現場から一度離れてみたいと考え，教員になることを決意した．3年間の教員経験ではあったが，教えることの難しさを痛感した．教育期間は1年間で，学生には申し訳なかったが，教育は積み重ねであり，1年目で良い教育をすることは難しかった．しかし，1年目より2年目，2年目より3年目といい教育ができるようにと思いながら，励んできた．一方，教員として上手に教えられなかったが試行錯誤しながら教えていることが学生に伝わり，一生懸命な姿は学生にも伝わったのではないだろうか．

3）全国からの研修生や公衆衛生従事者からの刺激

　国立公衆衛生院公衆衛生看護部から声をかけていただき，身に余ることであり躊躇したが，新たな経験を期待して転職を決意した．国立公衆衛生院での勤務は7年数か月であったが，全国からの研修生や公衆衛生従事者からさまざまな刺激を受けた．その中で，新たな試みは現場が考え，現場から生み出されていること，事業だけでなく総合的に多様な側面から活動を捉えることなど現場の活動を大

切にしながら，幅広く考えることを学んだ．

4）保健師基礎教育の難しさを実感

　新たに大学として短期大学から改組された和歌山県立医科大学保健看護学部（以下，学部）に移ったが，保健師の基礎教育の難しさを痛感した．学生は入学まで保健師と殆ど接したことがないことに加え，保健師の活動領域が幅広く，地域の状況，事例の状況により支援内容・方法が異なること，法律や行政など臨床看護とは異なる面があることなどが背景にあった．しかし，保健師としてのやりがい，楽しさを伝えることを重視した．教育の難しさを感じながらも，開学してから12年間に約100名が保健師として活躍しているのが喜びである．

　国立公衆衛生院で学んだことに合わせて学部での知識と経験を加え，より力を発揮できたように感じた．国立公衆衛生院で勤めている時にはその成果を自覚したり，発揮できなかったが，次の職場で発揮できることがある．努力をすることがいつの日か報われる日がくることを感じた．

2．私の経験—家庭訪問

　家庭訪問（以下，訪問）は母子，高齢者，感染症，難病などさまざまな事例を経験した．私の経験の中で印象に残っているいくつかの事例について紹介したい．

1）最初の家庭訪問　継続の大切さ

　最初の保健所では保健師1年生であり，まず1事例をじっくりと支援するために，継続訪問をした．訪問した事例は，重度の心疾患のある児で，体重増加が不良で，食も細く，どうしたらいいか母親とともに悩みながら支援した．経過を見ることにより，心臓疾患があることによる育児の困難さと，生命に係わる重度の心疾患を有しているため「甘やかす」ことが多くなるという育児の両面が理解で

きた.
　この事例から，継続訪問しているからこそ分かることがあることを学んだ．継続訪問することで，対象者の将来，あるいは子どもが成長することで発育・発達の状況が把握でき，保健師の支援が適切だったか，改善すべき点がなかったかを振り返ることができる．振り返る機会がないと支援方法のスキルは向上しない．それだけに継続訪問が重要である．

2）「支援を求めない」ことの意味

　保健師として数年たち，保健師の仕事が一応できるようになった時に，初めて子ども虐待の事例を経験した．当時は研修で「子ども虐待」の話を聴いていても，事例を経験した者は殆どいなかった．
　担当した事例は，第一子で先天奇形があり，出生直後から暫く母親と離れて入院していた．子どもが入院している病院から「退院を渋っている親がいるので，一度訪問して欲しい」と依頼を受けた．訪問して母親の気持ちと親の状況や生活状況を把握して病院に連絡をした．その後,親と病院が話し合い,手術前であったが退院になった．
　退院後継続的に訪問していたが，第一子にかかわらず母親から育児や病気についての不安や心配なことは，一切聞かれなかった．訪問して支援している間，同様な状況が続き，親とどのように関係を構築していったらいいのか悩んだ．
　親に心配や不安がないと継続訪問の「きっかけ」がつくりにくく，その結果，親との関係がつくれず保健師の気持ちとして訪問から遠のくことがある．この時に支えとなったのは子ども虐待への理解であり，親への理解であった．親はこれまで大変な中で育ってきたこと，親へのサポート体制も十分整っていないこと，子どもが育てにくいことなど虐待の背景となる要因を理解することで，親は支援を求めていないが，保健師の支援が絶対に必要な事例との確信があった．

訪問の中では，親にとって無理なく，受け入れやすい方法や内容で支援し，親には「あなたのことを心配しています」あるいは「気にしています」との気持ちをメッセージとして届けた．

不安や心配ごとの有無にかかわらず，支援が必要と判断すれば，訪問がしにくくても，継続した訪問が必要な事例があること，また，「支援を求めない」ということはどのような意味があるのか考えるきっかけとなった．この事例の経験が，現在まで続く私自身の研究テーマである「子ども虐待への支援」となった．

3）全員で取り組む家庭訪問

保健所だけあるいは保健所と市町村の保健師で協働して同じ問題をもつ事例の訪問に取り組んできた．寝たきり老人，1人暮らし高齢者，結核の予防内服（潜在性結核感染症者のこと），若年妊婦などの訪問と，多様な住民に対して各職場で取り組んだ．なお，現在では「寝たきり老人」とは表現しないが，当時はこのように表現していた．高齢者対策が始まった時期で，寝たきり状態の高齢者が多かったと言える．

ここでは寝たきり老人への取り組みを紹介する．当時老人保健法が制定された頃で，介護保険制度，地域包括支援センターもなく，高齢者への訪問が始まった時期であった．保健所，市町村の保健師とも，少なくとも1事例を担当して訪問を実施した．その当時は，介護者が1人で苦労しながら介護していた．現在とは大きく体制が異なり，高齢者が通う場も少なく，畳の部屋にビニールの風呂敷を敷いた布団の上に，寝かされている者もおり，部屋には尿の匂いがする家庭もあった．

保健所，市町村の保健師が1事例でも「寝たきり」という同一の問題がある事例の訪問を経験することで，その地域の高齢者の実態が把握できる．訪問した結果を皆で話し合い，どのような状況で療養しているのか，どのような課題があるのかを検討した．保健所，市町村保健師との協働が進み，皆で検討することにより，対策が進

んでいった.

4）歓迎される訪問・歓迎されない訪問

　歓迎される訪問だけではないことを学んだ．母子保健では，新生児訪問，低出生体重児訪問など親に心配事がある場合など，保健師が訪問すると歓迎されることが多かった．しかし，結核などの感染症，子ども虐待などの場合は歓迎されない訪問もあった．実際に「怒鳴られた」り，「居留守をつかわれた」ことも経験した．その時にはショックを受けて，訪問をしたくないと思ったが，よく考えれば，訪問に対して拒否的な反応をする人ほど，そのことを気にしており，支援を求めているのではないかと考えるようになった．

5）日常的な家庭訪問が大事

　保健師の訪問が減少してきているという．その理由は，以前と比較して各種事業が増加していることがある．現在は，保健師が事業に従事することを優先し，事業の合間に訪問する形になっているのではないか．また，事例にとって必要な時期に訪問に行き，必要な支援を行っているのだろうか．

　訪問が減ると，少数の「問題のある家庭」にしか訪問に行かなくなる．このような現状が続くと，住民からは「問題のある家庭」にしか訪問しないと見られるのではないか．これは訪問の対象となった家庭からみれば，「問題ある家庭」と保健師が感じていると捉え，訪問自体の受け入れが困難になる．保健師による予防活動中心の訪問は，幅広い家庭を対象に，問題の軽微なうちから訪問を行わなければならない．したがって，「たまに行く」保健師の訪問ではなく，日常的に保健師が訪問している状況にならないといけないのではないか．

　一方，これからは支援困難な事例を公的な機関に勤務する保健師が担当することが多くなると考えられる．支援困難事例とは，例えば家庭内に多問題を抱えていたり，支援を拒否する家庭などである．

現在は，訪問する他職種が多くなり，高齢者ではケアマネージャー，障がい者では支援センター職員などである．他職種では支援が難しい事例について，公務員である保健師への訪問依頼があり，困難な状況からの解決が求められる．

一方，これまで支援困難事例は多問題家庭事例といわれることが多かったが，近年は多問題家庭事例との表現は少なくなってきている．支援困難は支援者側からみた言葉であり，多問題家庭は被支援者側からみた言葉である．事例の見方の主体が，被支援者側から支援者側へと変化しているのでないか．被支援者側からではなく，支援者側に立った見方が気になる．

いずれにしても，支援が難しい事例が多くなると予測され，これまで以上に訪問のスキルを磨かなければならない．

3．勉強会への参加

私が保健所で勤務していた時，保健師自身による自主的な勉強会の開催が盛んであった．大阪府下では障害児勉強会，結核勉強会，難病勉強会，精神勉強会などがあり，毎土曜日どこかで勉強会が開催されていた．就職した直後から，先輩から勉強会に誘われて参加していた．私自身は「障害児勉強会」に定期的に参加していた．勉強会の名称が，時代に合わせて「障害児勉強会」から「母子保健研究会」，「虐待保健研究会」となっているが，現在も勉強会は続いており，参加している．

また，「自治体に働く保健師のつどい」（現在は全国保健師活動研究集会）に先輩から誘われて参加し，大阪で開催された時には，ニュース係を担当し，パソコンのない時代に手書きのニュースを何号発行できるかと，夜も寝ずに手書きニュースを作成していたことを思い出す．

勉強会に参加する中で，公衆衛生に対する考え方，いろいろな職場での取り組みや最新の知識を得て，私自身の考え方を形成していった．

4．現在の保健師基礎教育

1）保健師基礎教育の変遷

　近年，保健師基礎教育は大きく変化している．変化の最も大きなものは看護系大学の増加である．保健師学校・養成所数の推移を**表1**に示す．看護系大学は，1991（平成3）年度に11校，入学定員558人であったものが，2017（平成29）年度255校，入学定員22,481人と急激に増加し，今後も増加が見込まれている．[1]

　保健師国家試験の受験者，合格者は**表2**の通りである．受験者は2014（平成26）年の17,308人，合格者は2015（平成27）年の16,517人で，最も多かった．2013（平成25）年度現在，都道府県の保健所，市区町村に勤務する常勤保健師数は25,087人であり[2]，受験者，合格者数の多さが分かる．また，保健師は養成所，短大専

表1　保健師学校・養成所数の推移　　　　　　　　　　校（%）

	平成10年	平成15年	平成20年	平成25年	平成28年
大学院				2　(0.8)	10　(3.7)
大学	62　(48.4)	103　(67.3)	167　(81.4)	208　(87.4)	235　(87.7)
短大専攻科	21　(16.4)	18　(11.8)	11　(5.3)	6　(2.5)	5　(1.9)
養成所	45　(35.2)	32　(20.9)	27　(13.1)	22　(9.2)	18　(6.7)
計	128	153	205	238	268

各年4月現在
看護関係統計資料より

表2　保健師国家試験受験者・合格者の推移

実施時期（回数）	受験者数(人)	合格者数(人)
平成24年2月（98）	15,758	13,555
平成25年2月（99）	16,422	15,776
平成26年2月（100）	17,308	14,970
平成27年2月（101）	16,622	16,517
平成28年2月（102）	8,799	7,901

看護関係統計資料より

表3　カリキュラムの改正（平成24年の入学生から適応）

- ○ 公衆衛生看護学：16単位
  公衆衛生看護学概論／個人・家族・集団・組織の支援／
  公衆衛生看護活動展開論／公衆衛生看護管理論
- ○ 疫学：2単位
- ○ 保健統計学：2単位
- ○ 保健医療福祉行政論：3単位
- ○ 臨地実習（公衆衛生看護学実習）：5単位
  個人・家族・集団・組織の支援実習／公衆衛生看護活動
  展開論実習／公衆衛生看護管理論実習

（保健師助産師看護師学校養成所指定規則，別表一（第二条関係）

攻科，大学学部選択，大学統合カリキュラム，大学院とさまざまな形で教育されることになり，教育の多様化も進んでいる．

2010（平成22）年に保健師助産師看護師学校養成所指定規則（注：看護教育の教育内容を定めた規則）の改正（**表3**）が行われ，2012（平成24）年に入学した学生から適応されることになり，保健師の基礎教育の期間が「6か月以上」から「1年以上」になった．

教育内容は「地域看護学」を「公衆衛生看護学」に変更し，地域における顕在化・潜在化した健康課題を明確化して地域の人々と協働して健康増進能力を高める能力などを強化するとされた．そのため演習を充実することから「個人・家族・集団・組織の支援」「公衆衛生看護活動展開論」「公衆衛生看護管理論」を4単位増の14単位，公衆衛生看護学実習は1単位増の5単位として，合計28単位となった[3]．

「地域看護学」では「在宅看護論」が含まれていたが，看護師基礎教育において「在宅看護論」で十分に教授されるようになったことから，「公衆衛生看護学」（行政保健，産業保健，学校保健を含む）へと変更になった．

看護系大学では，看護師と保健師の教育が統合的に実施されることより，看護師の教育がベースとなる．保健師は病気があるかどうかにかかわらず地域の全ての人々を対象とした予防的な活動であり，看護師の教育とは異なる視点で，学生は戸惑うことも多い．学生が対象としてイメージするのは病院に来る人で，地域での訪問の対象者をイメージすることが難しい状況にある．例えば，乳児の訪問を実習に取り入れていたが，育児期にある母親，あるいは育児期にある母親と同年齢の人と殆ど接したことがなく，実習の対象者をイメージすることさえ困難で，驚いたことがあった．

2）公衆衛生看護学実習

　保健師の基礎教育において実習の意義は大きい．授業で学んだことを実習で確認し，実習後授業を振り返り，授業内容を理解するというサイクルが重要である．

　実習を受け入れる保健所，市区町村の現場からは，学生増に伴い実習指導が十分できない，殆どの実習が見学実習となっている現状にある．また，学生にとっても，事業の少ない時期に実習に行き，保健師の活動がイメージできないまま実習を終えることもある．

　実習において経験できる訪問は数例なことが多く，1例も訪問を経験せずに卒業する学生もいる．実習での経験が少ないため，訪問の実際だけでなく，訪問の対象を多くの対象からどのように選定するのか，訪問でどのように話を聴くのか，訪問したあとはどのようになるのかなど理解が難しいといえる．

　一方，保健所，市区町村では，多くの学生が実習に来ること，また，最近保健師が訪問する事例は複雑な問題をもつ事例が多くなり，学生を同伴することが難しくなってきている．学生はこのような状況の中で卒業後就職することになる．

5.「保健師が行う家庭訪問」との出会い

1）多様な家庭訪問の実際を学ぶために
　大学の教員となり，訪問の対象の多様性，家庭に合わせた支援内容・支援方法の多様性についてどのように教えたらいいか悩んでいた．その時に見つけたのが本書である．「訪問」について教科書以外に記述されている書籍は意外に少なく，本書はその意味では貴重である．

　訪問に関する記述が少ない理由は，保健師活動の複雑さ，困難さにあると考える．複雑で，困難であるのは，住民，地域状況，住民の置かれている環境など多様な状況にあるからだ．地域状況（人口の大小，高齢者が多い地域，都市部と中山間地域など）や地域にある資源・サービス，健康レベル，ライフサイクル，住民の抱えている問題もさまざまな状況である．また，さまざまな世帯を訪問すると多様な実態があることが分かる．どのように訪問する対象者を把握し，アセスメントし，支援を実施するかなど一例一例の状況が異なる．さまざまな状況であるが故に，保健師の支援のあり方を一律に論じることが難しい状況にある．

　学生が「家庭訪問」について理解するためには，本書のように訪問を行っている現場の保健師が実際の事例に基づいて説明するのが一番良いと考えて，本書を授業の参考にすることにした．

2）本書の現場保健師への意義
　前述のように，実習中に訪問を殆ど経験することがなく卒業していく現状がある．卒業して就職直後，先輩保健師に数例同伴してもらった後，1人で複雑な事例，解決困難な事例を担当することになる．このような状況で，新人の保健師は自信がなく，どのように支援したらいいか分からない状況に陥ることになる．特に母子の訪問を苦手にすることが多い．苦手とする理由として，母子の訪問では

まず育児だけでなく，親の身体的・精神的健康，子どもの発達・発育，疾病，子育てに関する制度など親からどのような質問がされるか分からないことがあげられる．また，アセスメントとして，子どもの発育・発達，健康状態，親の健康状態，健康に関する考え方，時には親の成育歴，家族歴など，その家庭，家庭に応じて子ども，親，きょうだい，環境などについて多面的に把握しなければならない．また，育児の経験もないだけに，苦手意識が強い．

　訪問そのもの，また訪問の対象選択，方法，訪問後の記録など一連の過程について理解できていない場合もある．また，訪問について理解していたとしても，訪問と健診，健康相談，健康教育，ネットワークなどとの関係，ひいては家庭訪問から事業化，施策化へといった保健師活動が展開されていくことへの理解が難しい．本書は現場の保健師が記述し，訪問に特化していることより，訪問の実際について実感を持って理解できる．

　特に訪問を苦手としている新人保健師にとって本書を読むことで，訪問において何か指導をしなければという気持ちから，「まず話をじっくり聴くこと」という訪問の本質を知ることで，少し気が楽になるだろう．

　訪問は時代により，地域，特に都市部とは異なると思われるかも知れないが，これまでに保健師が培ってきた活動であり，全国どこの地域でも通用することである．新潟の実践に学び，これらの経験の一部分でも各地域で実践することを期待したい．

6. 改めて考える家庭訪問の意義

　保健師の活動の特徴は「何か」と問われたら，何と答えるだろうか．多くの保健師はアウトリーチの活動である現地に出向くこと，すなわち「訪問」と答えるだろう．中村は，「保健師は健康教育，保健改善，生活改善のためにとにかく現地に行くことが奨励されていて，専門側が自宅を訪問するというアウトリーチ活動が重視されていた」と述べている[4]．従来から保健師の活動において，訪問を重視し，大

切にしてきた．この考え方は現在でも通用するものであり，大切にしていきたい．

　予防を中心に活動している保健師が関わる住民は，健康は日常的なものだけに，不健康の状態，あるいは不健康のリスクに気がつかない人たちが多い[5]．保健師は対象者の家族，生活，労働などの背景を把握し，初めて健康を害している背景，リスクが理解でき，支援ができる．訪問は対象者の家族，生活，労働などの背景を把握するのに最も適している．

　保健師の支援において，対象者，環境，地域のサービスなどの状況の中で，対象者に最も適した支援を検討する必要がある．支援において「正しい支援」は存在せず，地域，対象者・家族の状況に合わせて行う「適切な支援」が重要である．したがって，保健師は日頃から訪問のスキルを高める必要がある．

文献

1）日本看護協会：看護関係統計資料集 28 年度；日本看護協会出版会，2017
2）厚生労働統計協会：衛生行政活動の概要，国民衛生の動向 62（9），32-49，2015
3）週刊保健衛生ニュース：平成 22 年 11 月 8 日号第 1582 号，12-15
4）中村安秀：戦後復興における公衆衛生人材の育成，からだの科学増刊 28-32，2006
5）平野かよ子：日常生活と日常性，ナーシング・グラフィカ健康と社会・生活 30-34；メディカ出版，2016

3 保健師を取り巻く情勢と守るべき地区担当制
合併後の保健師活動,地区担当の動き

佐藤 美穂（新潟県阿賀野市）

1. この10年の保健師を取り巻く情勢

「保健師が行う家庭訪問」が発行されたのは2005（平成17）年1月．この平成16年度，私が働いていた笹神村は4町村の合併で阿賀野市となった．新潟県では大幅な市町村合併が行われ，112市町村が35市町村になった．小さな町村が消え，地域に密着していた活動が消えていった．

2006（平成18）年介護保険法改正．65歳以上の高齢者に対する保健事業が介護保険に移管された．65歳以上は介護保険，64歳以下は健康増進法と法律が別になり，年代での分断が明確化していった．

2008（平成20）年，高齢者の医療確保に関する法律が施行され，老人保健法が廃止された．これが特定健診・特定保健指導の法的基盤となった．小泉政権による医療制度改革「生活習慣病改善による予防で2兆円の医療費削減」を謳う政策によって「特定健診・特定保健指導」が出された．「メタボリック症候群」という定義で，個人責任を強調し，医療保険者（自治体）の責任として，目標達成への評価を導入した．民間事業者の活用をねらったが，受け皿が不十分なため，市町村保健師の労力が求められることになり，本来の予防活動が困難になっていった．松下拡氏は，この間の変化を以下の

ように論じている.[1)]

……1978年から今日まで，35年間の地域保健に関する行政の流れは激しく変化し，国の公衆衛生と保健師活動は分断の歴史を辿ってきた．
・市町村（保健師）と保健所（保健師）の分断
・市町村（行政）と保険者（民間）…特定健診に基づくハイリスクとポピュレーションの分断
・個別保健指導の強調による集団組織の分断
　これらの「分断」は連携・協同の必要性を唱えつつも，その実践がすわらず，「人と環境をトータルで見て，組織的な力で健康課題を解決する」という公衆衛生の基盤形成ができないままに，そこにかかわる保健師の専門性が曖昧となり，その専門的力量も弱体化した．「現場の実態把握から住民と共に」という発想から理論先行の傾向を生み住民の生活感覚がとらえられなくなってきた．それは保健師自身の生活体験の乏しさとも重なってマニュアル依存の「指導」観を強め，住民から離れる傾向を生んだ．……

　2013（平成25）年健康局長通達「地域における保健師の保健活動について」が出される．構造改革路線を補完するための地域重視策で，地域保健活動の重視，保健師の地区担当制の復活等が，曖昧な形だが提起された．
　2015（平成27）年　医療介護総合確保法施行．介護軽度者の切り捨て・削減の方向へ．
　2016（平成28）年　データヘルス計画が自治体国保にも導入され，全医療保険が取り組むことになった．自己責任追求型の保健事業，健康管理はIT企業の手に委ねられていった．

2．私の職場の地区担当・地区活動の変化

　阿賀野市では合併前，各町村の保健師が集まり，業務のすり合わ

せの会議が行われた中で，笹神村の先輩の提案で「地区担当」の分科会が作られ，地区担当制を残すことにつながった．

平成16年度，阿賀野市合併1年目は，旧町村の支所に地区担当の保健師がいて，本庁には各町村から保健師1人ずつが集められ，保健事業の企画調整や各地区の事業の応援を行う体制だった．私は支所の地区担当で，それまでと同様，家庭訪問中心の地区での活動を続けていた．乳幼児健診も地区の保健センターで行っていた．ただ，業務のすり合わせや連絡調整のための会議が合併前から引き続き多くなっていた．

合併2年目，地区担当の保健師は全員本庁へ異動となった．4つの地区担当チームで机を並べ，その中で母子・成人・精神等の業務分担を行っての活動だった．

その後，課の中で「業務の効率化」「地区ごとのサービスを均一に」等の意向が強くなり，業務担当制の強化ということが言われるようになった．机配置が業務担当チームになり，6年目には業務係制となった．同じ地区を担当する保健師の動きが見えにくく，業務係の予定優先で動く体制の中で，地区へ出向く時間はだんだん少なくなった．しかし，地区担当チームの月1回のミーティングと，地区リーダーの打合せ会はずっと続けられた．

3．それでも大切にしたかったこと

合併後，地区担当のメンバーが変わり，地区活動の考え方もそれぞれ違う中で，2年目から私は笹神地区チームのリーダーとなり新採用の保健師も入った．今まで笹神村で大事にしてきた40歳代訪問は，地区の家庭訪問・暮らしを知る実態把握の基本，何とか続けなければと必死だった．笹神地区担当のチームで，1つの集落にみんなで訪問し，訪問で聴いた内容を報告し合った．訪問先で実際見て，聴いた暮らしの様子を報告する時，どの保健師もいきいきしていた．その時，現場ではこういう活動が大事と共有できるが，役所に戻り，同じ体験をしていない大勢の保健師の中でその思いが伝わ

らず,保健師全体に大事な活動だと認められない厳しい状況だった.
　業務担当係制が強化されていくと,40歳代訪問を続けるのであれば,成人業務の訪問事業として全地区で行うということになった.それまで大事にしてきた地区の働き盛りの労働や暮らし,経済の状況を聴かせてもらい,そのまとめを住民に返すという一連の地区活動につながる訪問から,「40歳への健診受診勧奨」「生活習慣の聞き取り調査」という目的の事業に変わっていった.「集計しやすいように調査用紙は項目に○を付けられる様式にしてほしい」等の意見が出され,自由記載の欄は小さくなった.柱立てに沿って相手が話したそのままを聴き取り,印象的なことを報告し合い,そこから実態をまとめていくという調査訪問は,経験していない保健師には目的がなかなか伝わらず,もどかしかった.それでも,その後事業としての国保40歳訪問は残り,地区担当が自分の地区の対象者を訪問し,自営業や無職という40歳代の暮らしを聴く家もあり,大変な暮らしぶりの人と出会う機会につながっている.
　業務担当制が強化されていくと,担当以外の業務の動きが見えづらくなり,自分の担当業務の課題しか見えないので,それぞれが事業の拡充を計画し,地区に出る時間はますます少なくなり,地域の実態からの課題が見えなくなった.
　私はその後,地域包括支援センターに2年間異動となり,その後健康推進課へ戻った.他分野に行って,家族単位で地域丸ごと担当する保健師の存在の大切さを改めて感じた.
　業務担当係制になってからも,保健師の採用が数人あった.地区担当保健師の家庭訪問は要管理のケース訪問が大半を占めている中,地区活動のイメージをもってほしいと考え,町内を決めてチームでの訪問を計画し,保健師で報告し合い,まとめを健康推進員や地区住民に返すという一連の活動を体験する機会を作った.新人保健師だけでなく,保健師チームで地区活動について話し合える,体験を通してみんなで共有することを大事にした.
　地区リーダーの会議では,保健師の訪問件数が減っている,事業・

事務に押されて地区とのつながりが薄くなっているという実態を出し合いながら，地区担当は残したい，保健師活動をもう一度見直そうという動きが出てきた．自分たちの現場活動の実態を知るために保健師業務統計を復活させることになった．「手間がかかる．ここまで必要か？」等の意見もあったが，1年，2年とまとめてみると，事務・会議がかなり増えていることがわかり，係ごとの稼働時間の特徴も見えた．1人1人の稼働に占める訪問の割合も出され，まとめを見ながら「もっと意識して訪問に出なければ」という声が聞かれるようになった．

　その後も他課への保健師の分散配置は進み，地区担当保健師が減っている．複雑なケース対応が増え，特定分野のセンター等に保健師が求められているが，今だからこそ，本来の予防活動ができる地区担当保健師をきちんと充足しなければ，本当の課題解決にはならないと思う．

4．学びに支えられて

　合併後，職場の体制が変わったり，保健師同士の語り合いも少なくなる中，「新潟県保健師活動研究会（つどい）」は，保健師の視点で何でも話せる，住民の姿に立ち返ることを思い出させられる，本来の保健師に戻れる貴重な場だった．よその実践を学んでも，自分の職場ですぐに生かせないジレンマもあったが，どんな状況にいても本来の保健師活動を忘れない，自分の考えていることが間違っていないのか確認する，そういう場があって支えられてきた．

　大きな変革は難しくても，住民のために，保健師の地区担当・家庭訪問が充実するよう，これからも活動していきたい．

引用文献
1）松下　拡：保健師は今　何を考えどう実践したらよいか；
　　PHNブックレット14，萌文社，2013年12月

第2章 保健師が行う家庭訪問の実際

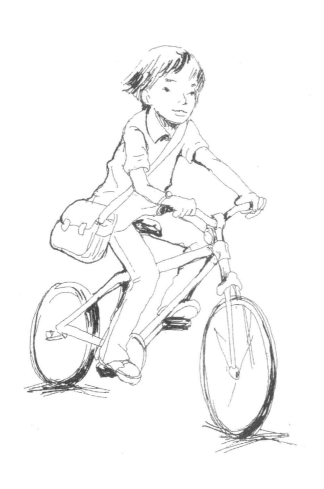

実践レポート1

家庭訪問にこだわり地域の保健師を目指す
聖籠町の保健活動の特性

手島　幸子（聖籠町）

1．はじめに

　私は1973（昭和48）年に聖籠町に就職した．当時の先輩保健師は3人とも50代で親の世代だった．しかも先輩は聖籠町での仕事が長く，家庭訪問は自転車やバイクでくまなく回り，住民の1人1人，町のすみずみまでよく知っていた．

　保健師室は役場の2階にあり，議会事務局の隣で，よく住民が立ち寄って世間話をしていた．若い20代の私はお茶汲みの役が多く，最初はこの世間話にも乗り切れず，「本来の保健婦の専門性って何だろう……」と悩みながら地区に出るようにしていた．当時の様子を書いた原稿がある．

〈自転車〉
　新卒で入ったのが1973年（昭和48）年です．
　車の免許をとるまでの半年の間，自転車で動いていました．
　黄色いジャンパーとGパン姿は，聖籠町の保健婦では私が始って以来だったそうです．
　私の自転車訪問はスピードがあり，先輩保健婦から「フンダ（踏んだ）フンダモータース」とあだ名をつけられたほどでした．
　道端のクローバー，緑々とした田んぼとそこで働く人々の田植え

姿など，ペダルを踏みながら目に入ったものです．暑い夏はじりじりした道路から木陰に入ると，ひんやりと心地よく，今でも忘れられません．

　遠い所で役場から7kmぐらい．終日家庭訪問の時は役場に帰らず，昼は浜辺や，助産婦さんの家に上がらせてもらったりしてお弁当を食べました．

　そのころの浜辺は貝がらもあり，決まって魚とりの老人たちが網いじりをしていました．

　「おめが入ったばかりの保健婦だげ」

　「はい……．今魚がとれますか」

　「おれが若げ時よりとれのなった．油を海にすててるようなもんだ」

こういうやりとり．　助産婦さんから，

　「ねたきり老人ばかり，そんなに頑張ってやっていても……あんた保健婦でしょうが……」

　「はい……」と言われたこと．

　こうした訪問以外でふれたものを，当時の私には仕事と結びつけるにはほど遠く，私の頭の中には看護目標・計画・評価などがぎっしりつまっていたようです．自転車は今時合理的ではありませんが，田んぼで腰をかがめている姿，ぶどう棚で手をのばしている姿など，生活空間が自然と目に入れることができました．そのころの私は，悩み多き乙女（？），「保健婦の専門性とは……」などとまゆをひそめ，肩に力を入れていました．

　のどかな農家の人々の姿，魚とりのじいさんの話，その1こま1こまをつなぎ，積み上げ，生活の姿としてまとめ上げることはできませんでした．

　自転車での動きはまさに，人々の生活の姿を見させてくれていました．

「新発田保健所管内保健婦活動史・随想」より

私たち聖籠町の保健師活動のこだわりは家庭訪問だ．私の親の世代だった先輩の活動基盤があったからこそ「おらだい（おれたち）の○○保健婦（未だ住民は保健師ではなく保健婦と言っている）さん」と担当を呼んでいる．

　この出発から私は25年間，町の保健師として先輩や，後輩たちと取り組んだ家庭訪問を振り返ってみたい．さらに，1998（平成10）年に退職した後，保健師活動研究集会や各地の研修で講師を依頼されたが，その与えられたテーマは「保健師の地区活動・家庭訪問」という内容がほとんどだった．そして職場単位での研修会にも数多く足を運び，「家庭訪問の実践」を若者たちに伝え，各地での実践が広がってきている．

　この退職後の活動も振り返り，「保健師の家庭訪問」について考えてみたい．（この部分は「第1章　保健師が行う家庭訪問　家庭訪問の使命・意味・特性を考える」としてまとめた.）

2．聖籠町の概況

　聖籠町は新潟県北蒲原郡の中部に位置し，北西は日本海に面している．町の総面積は37.99km²，土地は平地で標高3～15mと全体的にほぼ平坦で，肥饒な砂質土壌で形成され，豊かな穀倉地帯を形成し，稲作，蔬菜栽培の他，さくらんぼ，桃，梨，ぶどうなどの果樹栽培が盛んに行われている．

　町の人口は13,855人．[2004（平成16)年3月末現在]出生115人．[2003（平成15）年度] 高齢化率19.5％．[2003（平成15）年度]

　1969（昭和44）年，町の西側に新潟東港が建設され，その後火力発電所をはじめとする電力，石油，ガス，食品，運輸，建設，鉄鋼，電機関連の企業が100社近く進出し，新潟東港臨海工業地帯を形成している．新潟市に近いということもあり，若者層の地域定着がある．

　農業は，1980（昭和55）年には1,265戸あったが，1995（平成7）年には859戸となり，その後も減少傾向である．一方，日本海沿い

の浜地区では，かつて沿岸漁業として鰯，鯵，平目などが大量に水揚げされていたが，東港建設後，漁業も縮小されていった．

町は火力発電所設置後不交付団体となった．

また，町村合併について，住民の意向調査の結果約70％が「合併反対」で，町としては当面合併しないことを選択した．

保健師数7人のうち，1人は基幹型在宅介護支援センター勤務である．[2004（平成16）年4月現在]

3．私の家庭訪問の変遷

1）ねたきり老人を起こす家庭訪問

1970年代は，県全体で地域のリハビリ活動が取り組み始められた．

脳卒中発症も多く，病院で早期にリハビリを実施したとしても退院後在宅でリハビリが継続されず，ねたきりになるケースが多かった．そのころ，退院した後も引き続きリハビリができるために，地域の保健師の役割が期待された．

保健師の技術を高めるために1週間の病院実習や，リハビリの研修が盛んだった．「個を大切に」「病院退院後の継続訪問」などを合言葉に病院訪問や，退院者を1週間に1回訪問し，リハビリ指導や清拭，入浴介助などもした．

そのころは，脳卒中後遺症者はねたきりになるケースが多く，その介護は妻か嫁に全面的にまかされていた．介護者は農作業で忙しくおむつ交換も十分にできず，ねたきり者はおむつかぶれになったり，枕元に置かれたおむすびを便のつまった爪の手で口に入れる．その情景は悲惨だった．

何度家庭訪問をしても状況は変わらず，焼け石に水のような家もあった．

それでも「個を大切に」と学んだことを忠実に実行し，記録も「状況把握・判断・目標・指導・評価」という枠組みでしっかりし，こ

れが保健師の専門性だと思っていた.

　先輩の家庭訪問は家族の話題，さいふの中身の話題と広く，今思うと大切な情報だったのだが，若い私には「50代のおばさんの会話，非科学的で専門とはほど遠い」などと内心思っていた．私は先輩が行っていた全体的な訪問を軽く受け止め，限られた対象者への個別訪問に偏っていた．先輩たちは私の活動を見て「新しい教育は，こんなふうにていねいに訪問するんだね」と個別の訪問に文句も言わず，自由にやらせてくれ，先輩たちもねたきり者への訪問や記録を始めた．

　この訪問で医師・理学療法士・看護師ともつながることができ，後になって町のリハビリ事業を起す時，力になってもらえた．

　しかし，私の担当地区の70代の助産師から，

　「こんなこと（個別に力を入れた訪問）ばかりして，これが保健婦の仕事だとは思えない．もっと元気な人のところに広く行って，病気を作らない指導をするのが，あんたの仕事ではないの」

と言われたことを今でも鮮明に覚えている．

　それでも，個別の訪問を大切に続けていた．まじめに訪問をしているわりに，保健師に夢を持てないでいた．

2）全国自治体に働く保健婦のつどい（全国保健師活動研究会の前身）との出会い

　保健師5年目のころ，私は辞めることばかり考えていた．辞める前に「全国自治体に働く保健婦のつどい」を雑誌で知り，参加した．

　夜の集会で群馬県の西本多美江さんが「この中でねたきり老人の訪問が生きがいだと思っている人は手をあげろ」と言われた．

　生き生きしていない私だったので下を向いていた．さらに西本さんは，

　「ねたきり老人の訪問ばかりしている保健婦はみんな元気を失っている」

　続けて，

「もっと脳卒中を起こさないようにするのがほんとうの保健婦の仕事だ」ときっぱり言い切った．

さらに，翌日「保健婦の歴史」の講座に出て，丸山博先生，木下安子先生の話を聞いた．

「保健婦は，人々が幸せになるために，人類にとってかけがえのない職業である」

「一定の地域を担当し，自由に，健康者もくまなく会って，すべてに責任を持つ仕事だ」と何ともわかりやすい話が素直に体に入ってきた．これまでの私の落ち込み，夢を持てない訳が少しずつ見えてきた．「保健婦の対象は全住民である」という話に目からうろこが落ちたとはこのことだと思った．今まで私が大切にしてきた訪問は，臨床看護の延長上での「看護」の要素が強かったように思う．

このつどいに参加し，改めて保健師のすばらしさを学び，もう一度がんばろうと思った．

3）守られていた保健師の地区活動・家庭訪問

私が就職したころ，市町村保健師への補助金は国民健康保険組合から多額に出ていた．

そして，国保指導保健師が各市町村を巡回し，

・保健師に事務をさせず現場に出すように（中でも家庭訪問が十分行える配慮を）
・機動力（バイク・車）の確保を

といった内容で市町村の上司に働きかけてくれた．毎年の実績報告書の内容は，保健師の乳児〜高齢者までのすべてを対象とした家庭訪問の件数や，全業務の中で家庭訪問の占める割合などだった．保健師の仕事の中で家庭訪問の充実は，住民の健康が守られ，医療費抑制にも大きくつながっていることとして位置づけられていた．

さらに保健所では，保健婦室があり，かつて結核管理など徹底した現場活動を体験してきた保健所保健師が市町村を担当し，指導してくれた．管内の保健師活動全体を視野に入れ，地区活動を充実さ

せるために，保健所保健師とそのリーダーである婦長の指導は大きな支えでもあった．

しかし，1978（昭和53）年に市町村保健師は国保から市町村に身分が移管になり，年々国保からの補助金も削減され，あの頼もしい指導保健師の存在も薄れていった．そして，保健所運営費も削減され，保健所保健師の活動も変わり，地区担当制も弱まり，市町村保健師への指導も薄れていった．

4）障害児との出会いで変えられた家庭訪問

1976（昭和51）年にダウン症のK君が誕生した．K君をおくるみにくるみ，毎日のようにお母さんは保健師室に通ってきた．

「切ない，うちの子だけでしょうか……」

と．これまでも障害児への家庭訪問は，とりあえず様子を見ていた．当時は母親たちにかける声も見当たらず，若い私にとって苦行の家庭訪問だった．

K君のお母さんの，

「うちの子だけでしょうか」という声をきっかけに「一度集まることを誘う訪問をしよう」ということで，町内の障害を持つ子の全数家庭訪問を行った．どの人も集まりたがっていた．忘れもしない1976（昭和51）年の冬，公民館の和室で初めて顔を合わせた．先輩

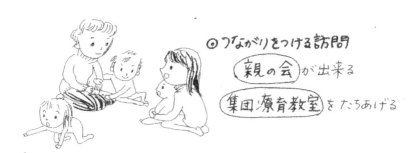

図1　つながりをつける訪問

の保健師が「福祉係の力も借りたほうがいい」と福祉係の課長も加わった．自己紹介は涙なしでは語れなかった．そこから出発した親の会では「この子らをこの町で育てよう」という強い願いがあった．

小さいうちから外に出して人と触れ合えるようにと，1978（昭和53）年集団療育教室（集団プレイ）を親たちと立ち上げた．

県の児童相談所に親といっしょに保健師が足を運び，指導を頼み，特別に医師・児童福祉司の援助を受けられることになった．

集団プレイは月2回で，親子の遊び場，親たちやスタッフとの交流の場として出発した．この集団プレイの終了後のスタッフのミーティングで私たち保健師の視点が変えられた．

これまで子どもの発達の捉え方もあいまいで，ぼんやりとしか理解していなかったが，遊びを通して具体的な発達の見方，表情の捉え方，人との関係の中で見ることなど，指導を受けながら私たちも発達していった．

この集団プレイのスタッフは町内で子どもに関わる職種（幼稚園教諭・社会教育主事・保育士・保健師）で構成されていた．そのミーティングで児童相談所の医師や児童福祉司からは，

「この町の集団プレイが充実しているのは保健婦の訪問機能がしっかりしているからであり，保健婦が家庭・幼稚園・小学校とすべて訪問しているからだ」と言われ，他の職種からこれほど保健師の訪問を重要視されたことがなかっただけにうれしかった．

この障害児が町の中で育つための最初の拠点となった集団プレイが立ち上がったことによって，幼稚園・小学校・中学校への入園・入学，そして作業所づくりへと発展していった．

5）障害児の早期発見を目指して

保健師が障害児とつき合い，発達の学びが深まると「もっと早い時期に障害児を発見できないものか」と思うようになった．

そこでまずは乳児健診の内容を変えた．町では4か月児・7か月児の健診として2回実施しているが，この中に保健師が直接乳児と

触れ，母親と話をする場面－発達調べ－を導入した．「首のすわり，手の開き，おもちゃを持つ，腹ばい，追視，笑い，おすわり，寝返り，物のつまみ，人見知り」などを観察しながら，あやしたり，声をかけたり，実際に触れてみた．

　この内容を導入したことで知的障害児は，ほぼ乳児期に発見できるようになってきた．

　そして健常児でも，「あやし不足によって笑いや手の開き，首のすわりが遅くなったり，厚着のために寝返りができなかったり」，発達と環境の影響が具体的にわかった．

　乳児健診での発達調べのコーナーで，「あやしや腹ばいの大切さ，歩行器は使わず十分はいはいをさせるように」など母親と保健師のやりとりが自然にできるようになった．

　一方，1歳6か月健診の始まったころ，私たち保健師の1歳6か月児の発達観がつかめないでいた．そこで，すでに実施していた2歳児健診を，すぐに対象を1歳6か月にせず，1歳6か月の発達の節目を超えた1歳10か月児に引き下げた．その健診で二語文が出てこない児へ全数家庭訪問を実施した．「家庭での様子，言語，母親への愛着，乳児期および1歳6か月時の様子，そして母親の気持ち」を，子どもが安定している家で観察し，保育者から話を聞いていった．この訪問結果を集めて児童相談所の医師と心理判定員にも加わってもらい，「幼児の発達学習会」を行い，理解を深めていった．その後，1歳6か月児を対象とした健診に引き下げていった．

　この家庭訪問で見せてもらった児の状況および親の思いを基に検討した．学習会という経過を踏んだ1歳6か月健診は保健師の視点がはっきりし，言語発達遅滞，多動，自閉を疑う児の早期発見につながり，集団プレイへ誘うことができた．

6）乳児の全数訪問を開始

　新潟県では，1939（昭和14）年に巡回指導婦（助産婦の資格を有する者で，その後保健婦の資格を得る者が多かった）制度が敷か

れ，自分の取り扱った産家を中心にした保健指導を行っていた．そうした体験のある先輩保健師は，「赤ちゃんの訪問は家庭とつながる第一歩であり，家族を見せてもらうのに大切な訪問だ」ということで全乳児訪問をやっていた時期があった．こういった土台があって住民とのつながりの層が厚かったのだと感じた．

1983（昭和58）年ごろ，先輩保健師が定年退職し保健師の世代交代が始まった．乳幼児健診の見直し改善をやってきたことから，「乳児の早い時期に家庭訪問を実施し，全乳児の家庭を見せてもらい，親とつながろう」「若い世代の保健師がどの家庭ともつながれるよう，さし当たり乳児訪問を始めよう」という話し合いをし，全乳児2か月児の家庭訪問を実施した．

家庭で最初に出会う訪問は学びが多かった．始終つけっぱなしのテレビの前にすやすや眠っている乳児，昼夜逆転し夜泣いてばかりいる乳児とそれに疲れ果てている若い母親，母乳の出が悪く落ち込んでいる母親，真っ赤なマニキュアをした長い爪でオムツ交換をしている母親など，さまざまな生活，保育状況がつかめた．それでもどの母親も子どもを愛しんでいる姿は共通していた．この時に保健師が家庭の中で出会うのである．母親にとって「私の担当の保健師」

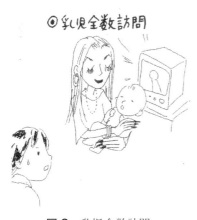

図2 乳児全数訪問

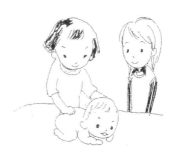

図3 乳幼児健診の質が変わる

として身近に感じ，ちょっとした悩みでもすぐに電話ができる関係になる．

そして，乳幼児健診後のミーティングで心配なケースが話題になると，まず担当保健師から家庭の様子が伝えられ，乳児の家庭環境全体が理解された上で，フォローが必要な児についてはさらに家庭訪問がなされていく．保健師1人1人が「赤ちゃんノート」を作り，管理票には書ききれない今時の母親や子育ての様子が自由に記録され，子育ての実態が集積されていった．

1983（昭和58）年といえば「老人保健法」が制定され，周囲の市町村は成人病対策一色だった．そんな中で始めた乳児全数訪問は「古くさいことを聖籠町で始めた」と言われた．しかし，これは保健師にとって，子どもと親との最初の出会いの訪問であり，家族全体を見せてもらい，つながる訪問として大切だと思っていた．2004（平成16）年においても続いている訪問である．

聖籠町では最近，団地や新興住宅街ができ，転入者が多くなった．乳幼児期に保健師による家庭訪問がないために家庭や保護者の状況もつかめず，新たなつながりを持つのが困難なケースである．そうしたことから2001（平成13）年より乳幼児期に転入した児について保健師による全数把握を目指した家庭訪問も実施されている．

以上，障害児から出発した保健師が行った家庭訪問の特色を考えてみると次のようになる．
・保健師が障害児の親とつながり，親同士をつなげる訪問．「親の会」ができる．
・障害児や親と深く関わることにより親の思いを聞き，保健師が子どもの発達プロセスを学び，家庭関係を学ぶ訪問．乳幼児健診の内容が充実していった．
・他の専門機関とつながる訪問（幼稚園訪問，児童相談所，医療機関訪問，小学校訪問など）など，保健師にとって頼りになる相談機関の発掘．
・集団プレイ，乳幼児健診など母子保健の集団事業とリンクされる

訪問．
・障害児のみならず全乳幼児の発達を保障する母子保健づくりにも発展した訪問．

　このことから，前述した「ねたきり者の個別訪問」とは質的にも，広がり方から見ても違っていた．

　障害児の活動は，「保健ではなく福祉でやることではないか」「なぜ一握りの対象をそこまでやる必要があるのか」と当時の上司や保健所の婦長から言われたことがある．一握りのいちばん困っている人に徹底して寄り添い，必要なことをいっしょに実現してこそ町の全部（数）の子どもの発達保障にも及んでいくことをこの実践から考えさせられている．そして，その広がりは保健師のさまざまな形での訪問機能が要だったと思う．

　2001（平成13）年，町内2つの中学校が統合し聖籠中学校が新設された．その時，町単独で乳幼児〜小学校〜中学校まで継続した相談システムと，町の子どもに関わる専門職，地域住民とのネットワークづくりをするねらいで「子ども健康相談室」が設置された．そこに養護教諭の資格を持つ人が相談員となり（町職員で常勤）その任を担っている．このことはこれまでの母子保健の歴史があったからだと考えている．

7）田畑への訪問

　聖籠町は果樹栽培地帯としても有名だ．私の担当地区にも，さくらんぼ，いちご，ハウスメロンを栽培している地区があった．ここでは2か月に1回の青壮年の健康相談が行われていた．

　健康相談会で気づいたのは男性の胃腸障害，腰痛，そして女性の貧血が多いということだった．私は農家を1軒1軒訪問して仕事ぶりを聞いてみた．その時専業農家の1人，斉藤さんから，

「畑まで見に来ないとわからねし，ハウスまで来てみだ」

「農協や役場のショ（人）は口は達者だども，おれらが汗水流している所は見だこどもねぇし，興味ね（ない）みだいだ」と厳しく

言われた．

　斉藤さんから言われたこともあり，私はその家が不在の時は裏の畑や田んぼまで行くようにした．そしていちご，さくらんぼを収穫する時の姿勢，畝や枝の高さ，労働時間などを聞き，時には実際に収穫を手伝わせてもらったこともあった．その仕事は私が5分と続かないほどきつかった．また，さくらんぼの花摘みの時期にアレルギーが出ること，いちご摘みは新鮮な朝どりが勝負で3時，4時起きは常識ということなど，畑で話してくれる内容はとても現実的だった．私はこれらの畑訪問の内容を健康相談会で報告した．みんなの反応は，

「ほんとうによく働くもんだわ」
「これじゃ体の故障が出てくるのもわかる」
という声がまず出てくる．その後，

　「女ごしょ（女性）が茶碗洗いしている時，男ごしょ（男性）はテレビを見て横になれていいわ」（女性の話）
　「われわれは経営のことも頭に入れてる．女ごしょは言わったごとばっかやってればいいすけ楽だと思う」（男性の話）
など意見が飛びかう．本音の声が出た後に1人1人の生活時間調べをしてみようという話に発展した．

　この生活調べと話し合いは1984（昭和59）年から1988（昭和63）年まで，5年の歳月に及んだ．そこでは自分の休息のとり方を仲間の中で見つめたり，食事の時間や仕事のやりくり，男と女の労働の違いなどの話が出された．生産の作付けや経済的な問題は変わっていないが，みんなで話し合いをしながら少しずつ休みや労働時間を調節するようになっていった．私は，このプロセスで「ほんとうに力がある住民たちだ」ということを学んだ．そして畑訪問で，

　「まず来てみねばわからねよ」と言った斉藤さんの言葉を，現場主義の大切なこととして受け止めた．

　このことから「労働と健康問題」は切っても切り離せないことを学び，田畑での保健師の訪問で，働く場に行ってこそほんとうの話

が聞けることもわかったし，実際のさまざまな作業も体得できた．

　国は1978（昭和53）年に「国民健康づくり対策」を打ち出した．この内容で県から出される文書の中で「健康づくりで大切なことは，栄養・休養・運動」というキャンペーンがあった．現場にいる私には「なぜ県が一律に地域特性を考えず，このような抽象的な柱を打ち出すんだろう」と疑問に思った．田畑への訪問と，農家の人々と取り組んだ生活調査から，「健康問題は，労働との関連を抜きにしては語れない」と思った．さらに，健康づくり対策の文書の中で，「住民の主体性」の大切さもうたわれていた．

　私は，障害児の親の会がエネルギッシュに活動できている背景には，「どこまでも飛んでいく保健師の訪問活動」があったからだと考えているし，農家の人たちが取り組んだ生活調査の背後には「ほこりにまみれた田畑訪問」があったからだと思っている．こうした

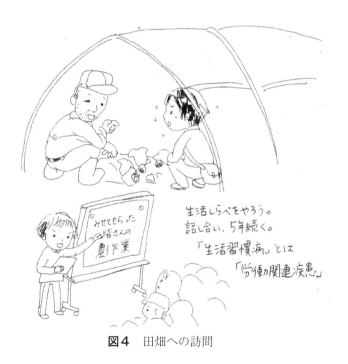

図4　田畑への訪問

保健師の訪問で培った信頼関係があればこそ，親たちも，農家の人たちも元気を出して，共に動いてきたのだ．

このころから近隣市町村では「健康まつり，ウォーキング」などに熱を入れて取り組み始め，「家庭訪問」は減少していった．私たちの町では，さまざまなイベントよりも，障害児と母子保健が大きなテーマであり，担当地区の家庭・田畑訪問にこだわっていた．

8) 守門村　五十嵐松代さんとの出会いから総なめの訪問の実施

1987（昭和 62）年，関東甲信越自治体に働く保健婦のつどいを新潟県で開催することになった．守門村は胃がん検診の充実した取り組みをしていた．その守門村につどいに協力してもらうために私は守門村へ足を運んだ．

守門村の保健師である五十嵐さんたちは村民への全数訪問を行っていた．検診結果返しの訪問，3年未受診者訪問，高血圧者の夜の訪問……それは玄関先や道端など，あらゆる場で顔を見ての短時間での訪問であり，年に数回は必ず会い，村の人1人1人の顔と暮らしぶりのわかる訪問だった．村民に高血圧者が多いとなれば夜間の訪問を行い食生活の実態把握をし，各集落ごとの健診・相談などを組み高血圧者を減らした．そして胃がん死亡が多いことがわかると徹底した検診受診を勧める訪問をし，その訪問でつかんだ村民の思いや暮らしぶりを劇にして，夜間全集落を回って胃がん検診の受診率を上げ，その結果胃がん死亡を激減させた．

このころ聖籠町では障害児の早期療育と母子保健全体の態勢づくりができ，すべての保健事業を充実させるには保健師の家庭訪問が最も大切だと実感していた．五十嵐さんたちの訪問のやり方はさらに軽やかで，点のようであるが村中をくまなく回り，顔を見る訪問が積み重ねられていた．私はそのような活動を聞き新鮮に感じた．そしてわが町で欠けていた訪問だと思った．かつて家庭訪問について学んできた中には，このような「総なめ」「くまなく回る」という内容はなかった．

学生時代，ある雑誌で「アリナミン保健婦（「飲んでいますか」と聞き「飲んでいればOK」と終わってしまう軽い指導の意味）ではいけない」と医師が書いているのを読み，ほんとうにそうだと思い込んでいた．アリナミン保健婦は服薬確認だけして深く関わらない，だれでもでき，専門的ではないと感じていた．

しかし，守門村の五十嵐さんたちの家庭訪問は総なめで，玄関先訪問であっても違っていた．顔色を見，玄関先から暮らしぶりを見，検診や健康教育劇につながる訪問だった．訪問することによって検診率を上げ，死亡率を変え，医療費を下げる結果を生んだ．そして，家庭訪問をしているからこそ，国や県がどのように言おうが，守門の住民の実態から出発した事業が組まれていた．五十嵐さんの実践は私の心を動かした．何度も守門村に通い県内の仲間と学んだ．そして地域全体，くまなく総なめの訪問を聖籠町でも取り組み始めた．

1988（昭和63）年，胃集検未受診者訪問実施を始めた．聖籠町では胃がん死亡者が多いのにもかかわらず検診率は低迷していた．守門村の実践から学び，まずは胃集検の受診推奨の訪問を実施した．訪問の様子と検診を受けたくない住民の生の声をスライド映像にまとめ，それを携えて夜間，健康座談会として全集落を回った．要精密検診者へも全数訪問し，玄関先や道端，畑とあらゆる場で住民と会った．その結果，胃検診受診者30％を超えると胃がんが発見され，死亡者も減少していった．

それ以来，基本健診・人間ドックの結果もすべて家庭訪問をして返した．

この訪問で相談の呼び水がわき，1，2か月すると必ず住民から名指しで相談がくる．玄関先訪問だとしても，その家の高齢者が認知症で困っている相談や体調不良の相談，その年の農作物のでき具合，嫁不足の心配など数々のよろず相談ができ，「おらだいの〇〇保健婦」という言葉が定着していった．

一方，総なめ訪問で，ぶどう，さくらんぼ，いちごの収穫時の農家はきつい労働にもかかわらず活気があることや，浜地区で60代

前後の男性が船員を退職し、慣れない暮らしへの戸惑いを垣間見たり、その季節の作付けの様子、坂の多い浜地区の地形など体で実態をつかむことができた。保健師の顔は日焼けし、昼休みにセンターに帰ると埃だらけの顔を洗わずにはいられなかった。

町では保健師1人当たりの受持ち人口2,000～2,200人で、だいたいこの総なめ訪問をしていると約3年間でほとんどの世帯は回れる。総なめ訪問は保健師が地区を担当し、その地区の住民とつながり、住民の暮らしを見せてもらう大切な訪問だと思う。

9) 若い男性（40代）への訪問

町では胃がん死亡を抑制することができたが、50代からの脳卒中が目立っていた。そこで、もっと若い世代に健診を受けてもらう必要があると考えた。その方策として1992（平成4）年から40代男性を対象に基本健診の勧めの訪問をしながら、40代の男性の健康に関する意識や生活実態を聞かせてもらう訪問を実施した。健診をどこで受け、どのような結果指導がなされているか、体の心配や保健師に関する要望など保健師間で共通の柱を立て、じっくり話を聞かせてもらう訪問を行った。次に挙げるのはそんな中で聞いた1人の40代男性の事例である。

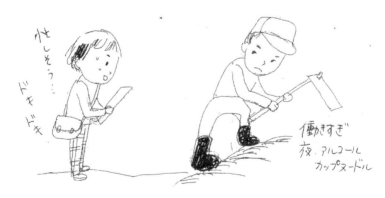

図5　若い男性（40代）への訪問

> 兼業農家Sさん，農業だけでは食べていけず冬場は長距離の運転手．身分は臨時職員で給料は歩合制である．食事も3食持参でパーキングなどで食べている．子どもは3人で，自分が倒れたらこの先食べていけない．ストレスと過労から大腸炎になってしまった．

　40代は一家の大切な大黒柱であり必死で生きている様子が伝わってくる．胃潰瘍，腰痛などの不調も訴え，夜間遅くに帰宅するとアルコールを飲み，カップラーメンでしめくくり，死んだように眠る．そして翌日の早朝に出勤といったケースも多い．

　一方，農村での40代は独身者が多く，嫁不足が深刻だった．この訪問は，日ごろ保健師とは縁のない，しかも，健康には関心の薄い世代だけに，足が重くなる訪問だった．忙しい作業中に手を休めてもらうにも遠慮があったりした．しかし，深呼吸し，思い切って足を踏み入れると，さまざまな，切実な話をしてくれる人もいた．

　保健師全員で冬期間取り組むので，みんなも苦労している訪問だと思うと，また刺激されて足が動いていった．

　成人病予防の取り組みは，こうした学ぶ訪問をベースにして検診事業が組まれていく．この訪問で40代の男性とつながることができ，それによって基本健診を受ける人が出てきた．

10）鈴木文熹先生との出会い

　私は1994（平成6）年ごろから「全国自治体に働く保健婦のつどい」で，「農業と健康」というテーマの分科会の世話人をしてきた．

　その講師である鈴木文熹先生は，大学の研究者の立場で全国の農村に入り，農協職員や地元関係者と協同で調査を進めていた．先生は，「農家のくらしは，国の農業政策と切っても切り離せない」と言われ，常に今の国の動き，農業政策などの情勢と農家の暮らしを関連させながら話してくださった．

私は，町の農家の人たちの顔や，あの忙しさ，作物の大量作付け，減反の田んぼなどを思い出しながら学んでいった．
　私は，これまで情勢の話になると難しく，頭に入らないことがしばしばだったが，鈴木先生の話は農家の人々の中にいての語り方なのでよくわかった．「社会の動きと生活は切っても切り離せないんだ」と思った．
　その後も先生の分科会を担当し，「生活状態調査」を学んだ．その調査は私たちがこれまで学んだアンケート調査や，画一的な聞き取り調査とは違っていた．
　①　調査される者とする者の接点で大切なこと
　　「心で聴く」「相手の思い（うれしいことも悲しいことも）にじっくり耳を傾ける」「感動を分かち合いながら，相手の生き様に寄り添うように」と先生は話された．
　②　調査の柱立て
　　その対象によって異なるが，本人のこと，家族構成，労働，日常生活の流れ，役割などの他に，「その人の思い，財布の中身（経済），人とのつながり（関係），行政に望むこと」などは，これまでの私の生活の枠組みの視点より深く広がっていた．
　③　調査に入って
　　調査用紙に当てはまる聞き方でなく，事前に柱立てを頭に入れておいて，「相手が言いたいことを聴く」方法である．これは，前述した接点で大切にしていることを念頭に置きながら聴いていくためである．

　さらに，調査した者たちの報告会や対象者への報告集会など続くのであるが，私はこの生活状態調査には心を動かされた．そして，1996（平成8）年に新潟の農家の調査に先生と同行することができた．
　今でも先生の「心のひだに入るようなじっくり聴いていく姿」は鮮明に私の中に思い出される．

私たちの町でも「2歳児を持つ父母の生活状態調査」をやってみた．先生のスーパーバイズを得られなかったので，不十分な調査に終わったが，父親・母親の暮らしぶり，父親の労働，母親のストレス，子どもとの関係の事実と思いに迫ることができた．

　また，この生活状態調査を小千谷市で実施（実践レポート3で紹介）し，ダイナミックな活動に発展していったことは，私たち新潟県内の仲間も大いに刺激された．

4．保健事業での家庭訪問の位置づけ

1）保健衛生計画の中で家庭訪問の明記

　私が退職する前の年，1997（平成9）年の町の保健衛生事業計画の重点目標と家庭訪問の関連を振り返ってみたい．

　資料1のように保健活動計画の中に全数を行う家庭訪問が位置づけられている．重点課題の計画としてすぐに事業を組めない場合がある．あくまで町民の実情に合った活動にするために実態把握の訪問を位置づけ，施策につなげている．家庭訪問とリンクしていない事業は町の実態とかけ離れたものになってしまう．また**表1**の訪問の推移を見てみると，充実した活動になっている背景には，それに関連する家庭訪問件数の多いことがわかる．こうした実践を振り返ってみると家庭訪問の重要性がよくわかる．

2）職場内で家庭訪問を理解してもらう

　「訪問，訪問と言うけど，何をしているかわからない」という言葉は，新しい課長や職員が保健分野に人事異動があるたびにささやかれる．

　「家庭訪問をしなければ地区が見えなくなり，住民と離れてしまう」と常々，私たち保健師は合言葉のように言って動いているだけに，保健師の家庭訪問が業務の中で大きく占めているのだが，なかなか他の職種－とりわけ事務職と上司－には，理解してもらえない

表 1　聖籠町訪問種別の件数

年 \ 種別	合計	感染症	結核	精神	心身障害	成人病	その他の疾病	母子	その他
昭和 50	1592	0	60	58	0	879	105	112	378
51	1376	0	48	60	0	873	109	126	160
52	1044	0	32	50	0	606	104	132	120
53	1150	0	41	65	0	435	86	282	241
54	1260	0	31	59	0	572	96	289	213
55	945	0	34	57	25	432	102	150	145
56	756	0	26	52	40	231	60	185	162
57	870	0	28	68	84	240	76	231	143
58	1131	0	8	60	42	372	155	274	220
59	1188	0	24	80	44	354	141	298	247
60	1212	0	16	77	44	441	161	264	209
61	1607	0	13	74	39	509	149	296	527
62	1806	0	13	109	43	638	139	219	645
63	2137	0	20	167	19	739	219	288	685
平成 元	1732	2	19	190	17	760	202	217	325
2	1467	0	13	168	23	678	221	225	139
3	2272	0	11	117	16	718	159	198	1053
4	1727	0	8	87	32	711	200	198	491
5	1160	0	5	49	15	716	101	142	132
6	1565	2	1	78	19	700	157	147	461
7	2264	0	1	86	29	877	123	304	844
8	2316	0	5	149	25	1394	78	231	434
9	2079	1	4	178	35	1289	50	257	265
10	2799	0	7	190	24	1902	90	228	358
11	1812	0	1	199	9	1188	51	253	111
12	1533	0	9	141	4	665	16	137	86
13	1141	0	1	132	8	658	17	233	69
14	2079	0	2	211	14	989	62	405	393
15	2749	0	1	275	34	1789	68	328	254

※昭和50年〜平成8年は年次合計．平成9年〜は年度合計．

介護保険	関連記事	保健婦数	保健に関する情勢
0	寝たきり者訪問に力を入れる.	4	
0		4	
0		4	
0	障害児集団療育に取り組む.	4	・国保保健婦が市町村保健婦に移管
0	母子健診の見直し. 乳幼児健診事後全数訪問開始.	4	・国民健康づくり対策
0		4（産休1）	
0		3	
0		3	
0	乳児全数訪問開始.	5（産休1）	・老人保健法
0		5	
0	1歳4ヶ月児歯科健診開始.	5	
0	胃集検未受診者訪問.	5（産休1）	
0		5	
0		5	
0	レントゲン・基本健診同日同会場実施.	5	
0	健康まつり開催. 地域保健医療計画策定.	5	
0	胃集検未受診者訪問.	5	
0	40歳代男性基本健診受診勧奨訪問. 保健センター建設準備.	5（産休1）	
0	新しい保健センターに移転. 健康増進課新設.	5（産休1）	
0	保健福祉まつり健康劇上演（関係課職員）	5（産休1）	・市町村保健活動費補助金打ち切り
0	2歳児実態調査. 保健福祉まつりリレートーク（住民）.	5（産休1）	・地域保健法
0	精神長期入院者訪問.	5	・エンゼルプラン
0	保健・医療・福祉の連携づくり.	6	
0	福祉部門と統合し，保健福祉課となる.	6	
0	介護保険準備業務.	6	
475		6（産休1）	・介護保険法
23		6（在介1）	・健康日本21
3	保健婦地区活動学習会開始．地区に入り込む活動の展開.	6（在介1）	
0	50歳男性全数訪問開始.	6（在介1）	

活動だ.

そのために，リーダーシップをとっていた私の役割として次のようなことを行った.

① 月報を(**資料2**)わかりやすく修正し，コメントを入れて決裁に上げる.

毎月，保健師の月報を集計したまとめを**資料2**のように作り，課長まで見てもらう．手書きで，しかも赤ペンでコメントを書くと必ず目にとまるようである．そして，1年間の保健師活動年報は，保健所管内の市町村と比較し，またコメントを書いて町長まで決裁に上げるようにしていた．

② 家庭訪問の実施計画を作成し，課内に理解してもらう．

その年の新たなテーマで全数行う家庭訪問については，内容を簡略化し，決裁に上げる．(**資料3**)

このことは，周囲に理解してもらうねらいもあるが，保健師チームにとっても家庭訪問を実施する意気込みになってくる．

家庭訪問は，保健事業の中で大切な事業として位置づけていくために，さまざまな配慮が必要であり，このような配慮を通して保健師自身も家庭訪問を大切にしていくことにつながっていく．

5．新人への教育

私の夫の母が1992（平成4）年に死去した．家が寺であり，母亡き後4年ほど保健師の仕事と家業（寺，母の遺した茶道と華道の教室）を両立してきたが，限界を感じ，1996（平成8）年の夏に退職届を出した．しかし，町長から，

「もう1年何とか延長してほしい」と言われた．そのことを受け入れる条件の1つとして，

「私の後任の保健婦採用を1年早めてほしい．1年間いっしょに仕事をしながら，しっかり教育をしたい」とお願いした．そして，1997（平成9）年4月に新人保健師が採用された．

資料1　1997（平成9）年度の重点目標と対策

重点目標	計画	保健婦の家庭訪問（全数）
ねたきり，認知症を予防する	1. 30代からの健康管理の徹底 2. 糖尿病の早期発見・教育の充実 3. 健康老人への教育の充実	・40代男性の未受診者訪問 ・健診後要指導者の訪問 ・人間ドック受診者訪問
精神障害者の社会復帰への援助	1. 社会復帰講座の継続 2. 長期入院者・家族の実態把握	・長期入院者の病院訪問 ・長期入院者の家庭訪問
子育てネットワークづくり	1. 地域の中で子育ての仲間づくりをすすめる 2. 子どもに関するスタッフの連携づくり	・乳児訪問
要介護老人への支援システム基礎づくり	1. 在宅介護支援センターの機能の充実を図る	・要介護者の訪問 ・認知症老人家族の訪問をし家族会結成〔1996（平成8）年度実施〕

資料2　平成9年6月分保健師活動月報

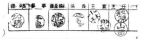

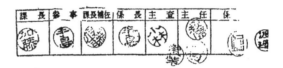

資料3　家庭訪問についての決裁の書類

総合健診の受診勧奨の訪問実施について

11月27日に予定されてます。総合健診にむけて、従来からの課題の若年層の受診拡大を目的に、下記により訪問を実施しています。

受診勧奨を糸口に、本人の健康状況、健診に対する意識、可能なケースは家族の健康状況の実態把握、相談にあずかったり、何よりも、保健婦の顔をおぼえてもらい、つながるきっかけとしたいと考えています。

1、訪問実施時期・・・・・10月下旬～11月21日頃まで
2、対象・・・・・・・・・全集落・今年度健診申し込みの者で4月の健診未受診だった40代の男性（パソコンよりうちだし）191人
3、内容・・・・・・・・・1）本人の健診受診状況、健診の意識、健康状況の把握
　　　　　　　　　　　　　2）総合健診のPR
　　　　　　　　　　　　　3）家族の状況把握
4、結果について・・・・・訪問終了したら保健婦で訪問結果を話し合い、まとめ来年度の健診事業に役立てたいと思います。

　私は未来ある保健師としての彼女に地区活動、とりわけ保健師の家庭訪問について意図的な教育をした．新人教育をした1年間で特に家庭訪問について書いてみたい．

1）地区めぐり
　区長，民生委員，保健推進員，老人クラブ会長と，まずは紹介がてら担当地区をいっしょに回る．その際，桜並木を歩き，川岸のせ

せらぎを聞き，浜辺に行き，この土地の美しい所を案内しながら集落の特徴的なことを紹介した．

2）目を離してはいけない人への同行訪問

地区担当でリストアップされている精神障害者，障害児，要介護者とその家族への訪問は，
「まずは話を聴くことが大切．じっくり聴く．聴くだけの訪問でもいい」と伝える．緊急の対応が必要なケースは同行訪問や，常にいっしょに考える機会を持った．問題の重いケースについては新人の場合サポートが必要だ．毎日夕方になると，
「どうだった」と声をかけ，
「何を言ってきたの，何を指導したの」ということはあまり聞かず，
「何を聴き，何を見せてもらったのか」を中心に聞いた．学生時代に学んだ家庭訪問の状況把握の部分である．
家庭訪問の状況把握－判断－指導内容－評価という枠組みに縛られず，「まずは自由に聴いてみること」を重視した．前述の枠組みが先行してしまうと，若い保健師は役に立っていないのではないかという悩みに陥りやすく，じっくり相手との関係を持つことの大切さを見失うことが多い．

3）家族単位で見ること

訪問をする際，家族単位で見る大切さを伝えた．例えば，Wさんの訪問の前に保健師と家族とのつながりについて説明する．
・Wさん（精神疾患）の家族
　弟の嫁：乳児訪問や乳幼児健診，保健推進員として会っている
　甥・姪：乳児訪問や乳幼児健診で会っている
　弟：会社勤務
　Wさん
　母親：がん検診，基本健診で会っている
　祖父：がん検診で会っている

祖母：ねたきり状態で要介護　訪問している

　ここから保健師は家族全員と何らかの形で会っていて，それぞれの人を常に主人公として見ているという特色があることを教えた．

　町では，保健師用の全世帯ファイルが伝統的に整備されていた．各集落ごとに大きな引き出し用キャビネットに保管され，担当保健師以外でもそれを見るとすぐに状態がわかるようになっている．訪問記録，道で会った時の会話記録，労働の様子が記録されている．

　どんなに機械化が進み，パソコンで家族構成が打ち出されたとしても，保健師の手垢のついたこの世帯ファイルを見ると，家族と保健師の血の通った歴史がよみがえってくる．訪問の前にこのファイルを必ず見てから出かけている．

4）ケースを深く理解するために

　例として10か月で発達障害を持つY君への同行訪問をした時，「どう感じた……」と彼女に聞くと，

　「よくわかりません」と言った．私はすぐにY君を説明せずに保育園に行って，健常な児をじっくり見せてもらうように話した．彼女は翌日保育園に行って10か月児をじっくり見てきた．感じたことをメモし，保健師全員に「私の観た10か月児」という内容でのびのび語ってもらった．さらに，Y君との違いを聞いてみた．

　「視線，手の動き，声出し，要求など違っていました」と具体的に話をしていた．このようなやりとりでのびのびとじっくり発達を学んでもらった．

5）担当地区全体への訪問

　聖籠町の場合では，①　乳児全数訪問，②　基本健診結果返しの訪問，③　人間ドック結果返しの訪問，④　がん検診要精密検診者訪問を実施しているが，新人にも同じように訪問してもらう．この種の訪問は学生時代に体験していない．しかも「指導，評価」とい

う枠組の学びをしてきた新人は,「こういう訪問は何になるのだろうか,役に立っていないのではないだろうか」という悩みを持つ.

「まずは,あなたの顔を覚えてもらい,つながる訪問で,すぐに役に立つなど考えなくていい.1か月すると必ず名指しで相談の電話がくるから足を止めないで続けてごらん」と言って,われわれといっしょにそれぞれの担当地区の総なめ訪問をしてもらう.半日で10軒～20軒がざらで,春から秋にかけて保健師の顔は日に焼けて黒くなる.1か月すると,

「担当の保健婦,渡邉さんいますろが,この間来てくれで,医者行った返事だども」と名指しで返ってくる.これで彼女は元気になり生き生きしてくる.担当地区の世帯地図をそれぞれ持ち,行った所を色鉛筆で塗りつぶすと1年で約1/3は色がつく.このような訪問は担当の保健師の名前と顔を覚えてもらい,さまざまなよろず相談の呼び水訪問として位置づけている.

3年間で地区全般を回り,5年ぐらい経つと田畑の場所や親類関係がわかってくる.5年以降,労働と体の関係や風習がわかってきて,地区全体の取り組みとなるのは7年ぐらい.したがって,聖籠町の場合,担当地区交代は10年を目安にした.

6)暮らしを学ぶ訪問

1997(平成9)年度の計画で40代訪問,精神障害者や長期入院者とその家族への訪問が挙げられている.これも保健師全員で取り組んだ.この訪問は,彼女が就職して1年が経とうとする冬の期間になされたので,「聴く力」もつき,地区にも入り込んできた時期であった.新人の足は抵抗なく動いていった.

これは先輩の私たちも緊張する訪問で,その先輩たちの姿を見ながら共に地区に入り,チームで訪問結果を報告し,互いに学び合っていった.

7）記録と保健師自由ノート

　記録は自由に，特に見たり，聴いたりした事実を書くように話した．公的に残す世帯票・記録票・管理票に書ききれない風習・人間関係などがある．それらは各自が作った「保健師自由ノート」にメモするように勧めた．

　新人のノートは何冊にもなった．塵(ちり)のように細かい，しかし，大切な担当地区のトピックスがたくさん綴られている．

　次の文章はその新人，渡邉郁子さんが当時のことを振り返って書いたものである．

6．保健師1年目の学びから

聖籠町保健師　渡邉　郁子

1）授業と実際の違い

　公衆衛生看護学校での地域実習は運良く聖籠町だった．

　実習中いちばん驚いたのは，聖籠町の保健師と同行訪問する時，訪問先の家族のみだけでなく道端で会う人，会う人すべてを保健師が知っていて，声をかける様子だった．

　家庭訪問は，授業ではいつも目的・実施・結果・評価に基づいて行われ，対象の健康問題を探し，指導し，生活を改善させ，記録用紙も項目が細かく分かれたものだった．しかし，ねたきりの要介護者を同行訪問した時も，要介護者のバイタルサインや栄養状態よりも，介護者や家族の健康や農作業のことなど生活そのものを聞く保健師と，家庭の事情などを素直に保健師に語る住民にただ，ただ圧倒されていた．さらに，いきなり記録用紙を取り上げられ，様式にこだわらず自由に見たこと，聞いたこと，事実を書き，素直に感じたことを表現するよう指導され，戸惑ったのを覚えている．

　学校でも「保健師は全ての住民を対象とし，家族を1つの単位と

して見る」と習ったが，聖籠町に実習に来て初めてその意味を理解したし，保健師は私が思っていたような看護職とは違うことを実感し，保健師になるならぜひ聖籠町でと強く思ったきっかけになった．

2）保健師1年目の悩み

　担当地区はすべて手島さんから引き継いだ．要継続訪問者のリストをもらい訪問することから始まった．何か指導するわけでもなく，ただ話を聞くだけで終わっていた．健診の結果もすべて訪問して返したが，ただ玄関先で，

　「異常なかったです．良かったですね」と言ったり，雑談をしたりするだけで，ほとんど保健指導することもなかった．ちっとも楽しくなかったし，これでいいのか，訪問依頼があった訳でもないのに，かえって住民に迷惑をかけているのではと悩んでいた．

　継続訪問リストを一通り訪問してしまうと，手島さんに，

　「もう行く所がありません」と言い切り，住宅地図を見て，

　「まだこんなにあるじゃないの」とあきれられたこともあった．とにかく今はひたすら訪問するよう言われたが，どうも気持ちが乗っていなかったように思う．

　そんな悩みもたった1本の電話で消えた．精神の長期入院者への見舞金制度が変わる時，その家族へ説明のため手島さんと同行訪問をしたことがあった．その時は地区担当保健師が変わったと紹介してもらっただけだったが，それから1か月くらい経ってから突然その家のお嫁さんから私あてに，名指しで電話がかかってきたのだ．その家のおじいさんが，肺炎で寝たり起きたりの生活になってしまい，相談にのってほしいという内容だった．初めて自分あてに名指しで電話がきて，驚きと，緊張と，喜びで，今でもはっきり覚えている．その時，この地区の担当保健師は私なのだという自覚と，問題がなくても訪問することの意義を強く感じたのだ．指導なんかしなくても，

　「この地区の保健師は私です」と顔を売っておくことが，住民に

とっても大事だったのだとわかった．それからは，健診事後訪問や継続訪問などで出会った家族などから何かあれば私に直接電話や訪問依頼がくるようになった．

3）発達を見る目に自信がなかった

2か月児訪問は体重を測ってくるだけで精一杯だったし，乳幼児健診でも保育者の顔もまともに見ることができなかった．子育ての経験なんてなかったし，発達を見る目には自信はないし，何か質問されようものなら完全に固まってしまう有様だった．

そんな状態だったので，点頭てんかんを持つ乳児を継続して訪問していたが，何がどう健常な乳児と違うのかもはっきりわからず悩んでいた時，手島さんに保育園に連れて行ってもらった．同じ月齢の乳児が3，4人いたが，半日いっしょに過ごして，喜怒哀楽の表情も，要求の出し方も，何よりも人に対する興味の持ち方がまったく違う様子がはっきりとわかった．

それからは，訪問ケースのわずかな発達の進みも見えてきたし，他の乳児訪問も，乳児健診も少しずつではあるが落ち着いて乳児にも，保育者とも向き合えるようになった気がする．

今でも母子保健は苦手な分野ではあるが，今までにあらゆるケースと関わってきたし，それがいつも学びになっている．当町では，2か月児訪問だけでなく，転入児も全部訪問している．障害や健康問題だけではなく，それぞれのさまざまな生活上の課題を持つ母子に，必ず保健師が全数に関わりを持つことの大切さをしみじみ感じている．

4）地域踏査を経験して

初めて老人クラブから健康教育の依頼がきた時，個別の訪問はしていたけれども，集団になった時の課題がよくわからず内容に困った．そこで手島さんといっしょにその地区を歩いてみた．その地区の家並，風景，道端で出会う人をつかまえては話を聞き，写真を撮っ

た．普段車で通る道は，歩いてみると意外と坂が急だったり，家の様子が見えたり，その地区の生活が直に伝わり，感じることができた．その時の写真をスライドにして老人クラブの皆さんに見てもらい，保健師が感じたことを伝えた．参加者には自分たちの生活を客観的に見れたことを喜んでもらえただけでなく，そこからさらに盛り上がり，もっと自分たちの暮らしを保健師に知ってほしいという反響があった．

暑い夏の炎天下でのちょっぴり辛い踏査だったが，この時の経験がとても印象的で，今でもたまに車を降りて歩いてみたりしている．7年経った今でも，その地区の姿を新発見することができる．

手島さんとの同行訪問は，いつも帰り道は遠回りをしたり，海や川のほとりに立ち寄ったりしていた．

手島さんは，

「学びの深い訪問をした時はすぐに帰庁せず，その地区の好きな風景が見える所で余韻にひたったりするのよ」と教えてくれた．今では，自分の担当地区の住民性だけでなく，風景や環境も愛しく思える．

5）先輩たちとのやりとり

6人いる保健師のうちの真中に手島さんの机があり，私がその隣で，周りに先輩たちの机が位置していた．朝のミーティングでは，その日のそれぞれの計画を確認したり，チーム全体の方向性を確認したりする．毎朝先輩たちの熱心な話し合い（時には激しいバトル）は，1年目の私には何を言っているのかさっぱりわからなかったが，とりあえず聞いている振りをしていた．

私が訪問して帰って来ると，必ず，

「どうだった……」と聞かれた．それは何が課題で，どんな指導をしてきたのかということではなく，どんな人たちだったか，どんな暮らしをしていたのか，どんな思いを話してくれたのか，そして，私がどう感じたのかを聞かれていたように思う．自分がどう感じた

のかを言葉で表現することは慣れるまではたいへんだったが，言葉にすることでその家族の課題を確認できたり，方向性が見えてきたりした．

　また，家庭訪問も，さまざまな事業も一応順調にこなしてはいたが，訪問は訪問，健診は健診，健康教室は健康教室と，なかなか保健事業全体を捉えることができていなかった．そこで就職してからそれまでの月ごとに，訪問（個別）と組織の取り組みと健診などの全体事業を資料4のように並べて記録するように言われた．そして，その時期時期の自分の思いをまとめてチーム内の学習会で報告してみたら，それぞれが単独の事業なのではなく，必ずリンクし合っていることが見えてきた．訪問からの住民の声が事業に反映していたり，事業での課題が次の訪問につながっていることが見えてきた．

　このように，訪問だけでなく，保育園訪問や老人クラブの健康教育の時も，研修等に参加してきた時も，いつも私の学びをチーム全体に伝える機会を与えられた．私の報告を聞いて先輩たちも学びになったと言ってくれたり，共感してくれたりした．そのことが私を単なる自信のない新人保健師ではなく，チームの一員として自覚できたきっかけを作ってくれていたように思う．

6）チームとしての取り組みから

　その年の重点課題として，40代男性健診未受診者訪問と精神長期入院者病院訪問があった．普段会う機会の少ない40歳代男性訪問は，ほんとうに緊張したし，苦痛だった．しかし，20年以上のベテラン保健師である手島さんでさえ，

　「緊張するわね．留守だとほっとするよね」と言っているのを聞いてとても安心した．チーム全体で，

　「たいへんだけどがんばろう」と励まし合い，訪問を行ききった．

　精神の長期入院者は2人1組で訪問したが，あまりに長期入院のため，手島さんでさえ初対面の方や，20年ぶりという方ばかりだった．私も手島さんも緊張していた．そんな中で，ある方は面接中に

突然立ち上がり面接室を出て行こうとし，手島さんもかなりうろたえたという場面もあった．

病院訪問での様子は家族にも伝え，その後チーム内でも深く検討し合った．長年病院から出られなかった方も聖籠町のことを常に思っている様子や，家族にとってはやはり大事な家族の一員である

資料4　1997年7月分私の活動（渡邉郁子）

地区活動	集団・組織活動	連携	その他
人間ドック結果返却訪問	リハビリ&木の子 inあやめ園		町職員健診
	食推ふるさと準備		
	H9年度「ふるさと食生活教室」スタート！！		PHN業務研究会 母子保健について
			育児学級（見学・記録）
健康な老人訪問			子育てネットワーク
㊟老人クラブ健康の教材づくりのため訪問 手島PHN同行	㊟教材づくり・踏査 スライドづくり		3才児健診
乳児訪問 少しずつゆったりと話をするようになる．母と子の一日の様子を聞く	㊟老人クラブ健康教育 （手島PHN所）		婦人健診 受付・問診
	㊐老人クラブ健相 前回はPHNを知ってもらったので，今回は㊐の老人を知る機会とする．		まつりミーティング
			乳児健診
㊟健診で相談のあった事例を訪問（アルコール肝炎）・DM 訴えを聞くとともに生活背景なども聞いた		合同学習会 社協について	保健業務 新任者研修

ことから,家族会とともに病院との交流会を計画し,翌年から実施した.何回目かの交流会では,あの時面接室から出て行ってしまい,まともに話もできなかったあの方が,私を指さし,
「俺の保健婦だ」と言ってくれたことがなんとも感動的だった.

7) 1年目の経験が今の支え

2年目から今日まで,介護保険によるチーム編成の変化や,事務の多忙さなど,それから私自身の気持ちの揺らぎから何度も元気がなくなったり,チーム全体の動きが低迷したりした.それでもそのたびに何とかして這い上がろうとしてきた.その時はいつも1年目

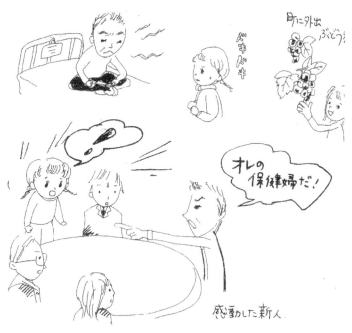

図6　新人保健師の体験

のことを思い出す．1年目で徹底的に保健師のする訪問を叩き込まれたことが自分にとっては大きかった．これがなければ，訪問できなくなったりしても，住民に，
　「保健師の姿が見えない」と言われても何も疑問を持たず，悩みもしない，情勢に流されるばかりの保健師になっていたかもしれない．今，私の町のチームはもう一度，住民にとって身近で，いっしょに寄り添える保健師と保健活動を目指して取り組んでいる．

実践レポート 2

地区担当制と家庭訪問にこだわった保健師活動
その後の聖籠町

渡邉　郁子 (聖籠町)

1．はじめに

　私は1997（平成9）年に聖籠町に就職した．就職後，住民と先輩保健師に導かれながらの歩みは前節の実践レポート1に記した．その後，先輩保健師たちの早期退職が続き，2014（平成26）年度から保健師チームのリーダーを突然担うことになった戸惑いとチームづくりの難しさは，保健師歴20年を超えた現在も強く感じている．

　近隣の市町村は次々に合併して周りはほとんど市になり，保健所管内の学習会でも規模の違い，保健活動の方向性の差に共有・共感できないもどかしさを感じることが多くなっていった．「合併しても地区活動を守ろう」と頑張っている他市町の保健師たちの話をどこか遠くの話のように聞いていた．「聖籠町は合併しなくていいね，小さい町だからできるよね」と言われることになぜか肩身の狭い思いをした．

　しかし，聖籠町の保健師活動学習会や新潟の「保健師活動研究会」を通して，合併しない町だからこそ，地区担当制を守ってきた聖籠町だからこそできる，またはしなくてはいけないことに気づかされ，学んだ．本稿ではそれらの気づき学びから現在も保健師活動と保健師チームづくりを続けている経過を報告する．

2. 聖籠町の現在の状況

町の人口は14,204人［2017（平成29）年3月末現在］．高齢化率24.0％［2017（平成29）年3月末現在　25％以下は県内唯一］．出生146人［2016（平成28）年度］人口千対出生率10.1，［2014（平成26）年　県内1位）］．合計特殊出生率1.93［2014（平成26）年　県内2位］．人口転入率4.65［2014（平成26）年　県内第3位］．人口自然増減率0.3［2014（平成26）年　県内唯一の増］．

保健師数7人のうち，1人は地域包括支援センター在籍である．保健衛生係保健師6人［保健師1人あたり受持人口約2,367人，2017（平成29）年4月現在］．

3. 聖籠町の家庭訪問の変遷

1）介護保険で揺れた保健師活動

2000（平成12）年度の介護保険法施行に向け，保健師6名中4名が介護支援専門員の資格を取得し，介護保険業務を兼務した．健診や健康相談等年間で計画されている事業はかろうじて実施されるが，保健師の自由裁量である訪問事業がどんどん削られていった．「保健師さんは忙しい」と住民から言われるようになった．緊急ケースや相談が挙がってきたケースだけが優先され，継続ケースからは遠のいていった．

2001（平成13）年度基幹型介護支援センター（以下，介護支援センター）が設置され，保健師1名が専従となり，ケアマネジャーも採用され，保健衛生係の保健師からは介護保険業務が外されたが，保健師には，しばらく住民から相談が挙がってこない日々が続いた．

2）機能訓練事業の見直し

その頃，機能訓練事業の見直しを図るため，参加者の生活や思いを丁寧に聴いてみようと保健師全員で取り組むことになった．「保

健師が行う家庭訪問の特性③深く学ぶ訪問」である．調査のための事前学習，聴き取りの柱立て，聴き取りの結果のまとめ，報告会の開催準備とスーパーバイザーを迎え保健師間で学習会を繰り返した．対象者の話をじっくり聴くこと，保健師同士互いに報告し合い，聴き合うことに新鮮な感動を覚えた．そして久しぶりに「挙がってきた相談」ではなく，「自ら行く訪問」と全員で取り組むことの楽しさを感じた．

訪問に足が向くようになり，以前実施していた基本健診受診者への結果返し訪問を再スタートし，2か月児全数訪問も丁寧に実施するようになった．③の訪問がきっかけで「②つながり，顔売りの訪問」も充実していった．

3）50歳男性訪問事業から学んだこと

少しずつ住民の把握が進んでいくと，地域の働き盛り男性の状況が気になっていった．働き盛り男性の相次ぐ自殺は，議会でも課題に挙がった．働き盛りの状況を教えてもらおうと2003（平成15）年度から「50歳男性訪問事業」を10年かけて実施することになった．学習会では，この訪問事業の中間まとめや事業見直しなどで何度も繰り返しテーマに挙げてきた．住民から学ぶ訪問で終わらせず，住民にこの町の実態を返す報告会を実施した．住民報告会は，少しでも顔のわかる，集落単位で開催することにこだわった．働き盛り年代だけではなく，老若男女が集まってくれた．本気で働き盛り年代を心配する高齢者，夫を心配するあまりに怒りをあらわにする妻たち，自分の近い将来を危ぶむ30歳代40歳代，自分だけではなかったと安堵する50歳代．その後もなかなか聖籠町の働き盛り男性の自殺は止まらなかった．健康づくり推進協議会（町の健康づくり・保健事業に関する諮問機関）で，委員の1人から質問が出た．「働き盛り年代への自殺予防対策として何か考えていることはないの？」という問いかけだった．答えられない保健師に対し，その委員が50歳男性訪問事業の住民報告会の写真を見ながら，「この人た

ちの表情見てみなさいよ．地域とのつながりが無かった人たちが集まってきて，こんないい顔して話を聴いている．こういう地域のつながりづくりこそが大事な施策ではないだろうか」と発言した．

　それ以降，50歳男性訪問事業で得た働き盛り男性の課題は事あるごとに住民へ報告した．広報はもちろん，老人クラブ単位の健康教育，地区組織の総会や役員会，健診結果指導会等々．参加者は自分自身のこと，家族のこととして聴き，危機感を持ってさまざまな感想や意見を出してくれた．

　この訪問事業をきっかけに展開した保健事業もあった．一押しがあればがん検診受診につながるという手ごたえから，50歳男性訪問以外にがん検診受診勧奨訪問も開始し，今ではもっと早い時期か

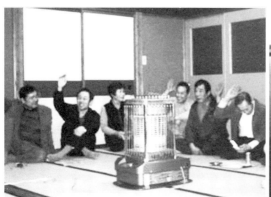
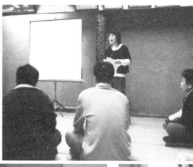

50歳男性訪問事業の住民報告会
（2007.3，2008.3）

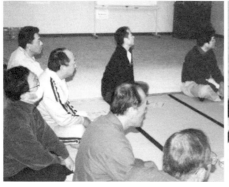
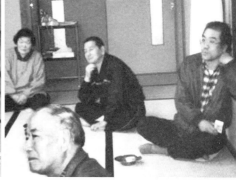

らがん検診受診の習慣をつけてもらおうと40歳代の人たちに受診勧奨している．訪問した方がその後がん検診を受診してくれて，早期がんが発見された．働き盛りが仕事を休むことなく検診を受けられるように，日曜健診も始めた．

　2013（平成25）年度までの10年間で訪問した50歳男性は256人．「どこも悪くないから，保健師の世話にはならない」と門前払いにされた方が60歳を目前に脳卒中で亡くなったと聞いた．中には数年後保健指導を受けたいと連絡をくれた人もいた．50歳訪問をきっかけに家族の相談に来てくれた人，職場健診結果を見せてくれた人，偶然会った時に「元気だね」と挨拶してくれた人，「つながり」は少しずつでも確実にできていった．訪問した対象者からは今現在自殺者は出ていない．

　50歳男性訪問事業は10年間実施し終了したが，それから4年たち，平成29年度新たに「働き盛り男性訪問事業　第Ⅱ期」をスタートさせた．

4）子ども・親・家族と関わる保健師活動

　2001（平成13）年度に町の中学校内に開設された「子ども健康相談室（こども園から中学生までの子どもに関する相談や関係者のネットワークの中核を担う）」から問い合わせがきても，ケースの状況がよくわからない，家庭の情報が無いことが多くなってしまった．その多くが介護保険制度導入の前後に町の乳幼児健診を受けていた子どもたち．保健師活動が低迷すると，一番しわ寄せを受けるのは母子保健事業であると実感した．また，転入してくる世帯が増え，なおのこと家庭状況がわからなくなっていった．自分の関わりに自信がないので，子ども健康相談室にお任せ状態になるケースも出てきた．こども園で話題になっているらしいが，保健師からの情報がどのように使われ，ケースのその後はどうなったのかも把握しない状態だった．

　保健師の活動を振り返り，もう一度「町の子ども全数と関わる」

ことにこだわった．2か月児全数訪問をもう一度大事にすること，乳幼児健診の事後フォローを徹底すること，入園前に転入してくる未満児に関しては，「転入児訪問」を実施することにした．［2002（平成 14）年度〜］

　2008（平成 20）年頃から町全体の子ども家庭相談のネットワークのあり方に関する議論が始まり，保健師の役割を何度も繰り返し確認した．そんな中，こども園在園中の子どもの母親から子ども健康相談室ではなく，こども園でもなく，保健師に相談が挙がってきた．その母親は，第一子出産後からずっと地区担当保健師が寄り添ってきた一家だった．現在地区を担当している保健師はまだ 3 年目の新人．3 歳児以上の子どものことで相談を受けるのは初めてでかなり戸惑っていた．ここで「保健師の役割」はなんなのか，専門機関につなぐだけの役割ではなく，子どもの発達・育ちを親とともに確認し，親の本当の気持ちを聴きとり，今本当に必要なことをちゃんと伝えられること……改めて，新人保健師からチーム全員が学んだ．聖籠町の子ども家庭相談は，保健師活動があってこそだと気持ちも引き締められる学習会となった．

　2011（平成 23）年に新しく子ども家庭相談係が設置され，専従の相談員との動きが始まった．さらに発展し，2014（平成 26）年度には子ども家庭相談センターとなり，子どもソーシャルワーカーも配属された．新たな専門職が来ると，ついその部分はお任せしてしまいたくなる保健師だが，この度は違った．こども園入園後も小学校中学校でも，子どもたちの課題の背景に必ず家庭・家族があることを意識し，保健師も子どもソーシャルワーカーとともに動くことが多くなった．子ども家庭相談の拠点ができたことでさらに保健師活動，特に母子保健の活動はかなり充実した．聖籠町の住民にとって子ども家庭相談の第一歩は，やはり保健師の母子保健活動であること，地区担当保健師として責任もって付き合い続けることを意識した．

　「町のすべての子ども・家族とつながる」ために保健師が行って

きた「転入児訪問事業」が発展し，幼稚園・学童期以降の転入家庭にも関わる重要性が増し，2017（平成29）年度から子ども家庭相談センターと連動して，幼稚園以上中学生までの転入児の家庭訪問を実施することとなった．

4．保健師活動を支えてくれた学習会

1）聖籠町保健師活動学習会

　2001（平成13）年度の機能訓練事業参加者の生活状況調査をきっかけに，その後も年に1～2回程度学習会を開催している．講師に手島幸子さんを迎え，予算化され，公的に位置づけられた学習会なので，もちろん日中の業務内で保健衛生係の保健師全員で参加している．

　その時その時の保健師活動の課題に沿ったテーマで組み立てるが，必ずベースには自分自身の訪問活動の振り返りがある．そして「家族まるごと・地域まるごと」「フィールドにこだわる保健師の特性」といつも地区担当制の公的な保健師の役割・責任を考え合うものにこだわった．

　2001年頃の学習会開催当初は，「①困っている人・助けを求めている人」にさえ訪問できていないのではと反省．初心に返って「訪問対象者」を明確にし，「保健師活動を守るための資料」として保健師活動の実績を残すために月報をきちんとつけようと動き出した．

　ある住民から「地域で保健師の姿が見えない」「住民の要望に応えていない」とクレームがきた．1人の保健師の責任ではなく，チーム全員の責任と受け止め，痛いクレームから逃げずに「ピンチはチャンス」とさらに学習会を続けた．「頭で考えずに，とにかく足を動かせ，立ち止まるな」と徘徊訪問を重ね，そこから「転入児訪問事業」や「50歳男性訪問事業」が立ち上がった．

2）新人も先輩も自分を語り，学び合う

　この学習会では，いつも本音で今の自分を語ることを繰り返してきた．新人も先輩も自分の至らなさや自分語りが苦手であること自体を認め合ってきた．日々の活動ではなかなか言えないことも出し合える場所だった．

　それでも毎日の職務の中では，お互いに何を考えているのか見えない，淡々とこなしているように見えるが大丈夫なのかと気になっていることもある．近年，若い保健師が立て続けに辞めていったこともあり，特に若い2人の保健師が心配だった．今どんなことに躓き，どんな思いでいるのか，保健師の仕事をどう捉えているのだろうかと思っていた．

　若い保健師2人だけで手島さんとの面談を実施した後，保健師全員で再度学習会を開催した．ケースとの付き合い方で傷つきずっと言えずにいた新人，そのことに気づけずただ漠然とした不安がぬぐいきれなかったチーム全体．この学習会だから言えた，聴けた．また，個に丁寧に関わり，蓄積されて，ようやくそれが地域の実態になり，集団への関わりを考え始めていた4年目の保健師．それがチーム全体，保健事業全体も同じ動きになっていた．まさに新人の育ちがチームの育ちでもあると実感した．

3）これからも続く「保健師が行う家庭訪問」

　私がまだ保健師リーダーになる前，チームの一員として活動していた時は，自分の理想や要望，もっとこんな活動をしたいと好き勝手に思ったことを言い，訪問事業の立ち上げも先輩たちを巻き込み，支えられながら行ってきた．係長保健師が退職して，私自身が保健師チームのリーダーになった今，メンバーの1人1人の課題やチーム全体の業務バランスを見なくてはいけないこと，また，国の動向と町の保健師活動の方針のギャップに戸惑った．国保保険者へのインセンティブ制度があからさまに市町村ごとの保健事業を点数化し，点数取得のために事業を考えなくてはいけないことにいらだち

表1 聖籠町の家庭訪問件数の推移と学習会の変遷

年度	件数合計	感染症	結核	精神	心身障害	成人保健	その他の疾病	母子	その他	介護保険	保健衛生保健師数	保健に関する主な情勢	保健師
平成9	2079	1	4	178	35	1289	50	257	265		6	母子保健法改正	保健師1 40歳代男
10	2799	0	7	190	24	1902	90	228	358		6	健康日本21	
11	1812	0	1	199	9	1188	51	253	111		6		保健師4
12	1533	0	9	141	4	665	16	137	86	475	6(産1)	介護保険制度施行	介護保険
13	1141	0	1	132	8	658	17	233	69	23	5		在宅介護 リハビリ
14	2079	0	2	211	14	989	62	405	393	3	5	精神保健福祉法	母子学習 転入児訪
15	2749	0	1	275	34	1789	68	328	254	0	5	健康増進法	健診結果 50歳男性
16	3008	0	1	271	17	1911	42	317	449	0	6		保健師1 後期高齢
17	2527	0	0	373	60	1449	8	396	241	0	6	障害者自立支援法 高齢者虐待防止法	
18	3444	0	0	427	44	1871	18	435	649	0	6	高齢者医療確保法 自殺対策基本法	地域包括 がん検診 精神アン
19	2925	0	0	273	32	1615	19	373	613	0	6	がん対策基本法	50歳男性
20	3490	1	1	448	50	1346	20	704	920	0	6	特定健診・特定保健指導	
21	2967	0	0	351	18	1076	12	503	1007	0	6(産2)		
22	3918	0	0	484	54	1628	22	682	1048	0	6(産2)		自死遺族 子ども家
23	3630	0	0	518	42	1280	32	885	873	0	6(産1)	東日本大震災	震災避難 子ども家 健診結果
24	3295	0	0	448	78	1315	24	668	762	0	6(育1)	新潟県が自殺率ワースト2位	
25	2618	1	0	306	27	1050	12	703	519	0	6(育1)		
26	2577	0	0	327	16	950	15	686	583	0	6(育1)		子ども家
27	2196	0	0	261	20	689	9	669	548	0	6(育2)		
28	2597	0	0	236	38	867	17	916	523	0	6(育1)		
29													働き盛り

の訪問活動状況	学習会テーマ	学習会内容
名増員 性基本健診受診勧奨訪問実施		
名がケアマネ取得 介護保険制度スタート		
支援センター（保健師1名異動） 事業参加者生活状態調査実施	機能訓練事業参加者の生活状況調査 地区活動を取り戻そう「住民は待っている」	柱立て，調査の実施，報告，まとめ，町保健師活動の歴史・保健師のする訪問
会・ケース検討多数 訪問事業開始	平成14年度の訪問を振り返って 「ピンチはチャンス」	日本の保健師活動の歴史 痛いクレームに逃げずに立ち向かう姿勢を持とう
返し全数訪問（集落単位）開始 訪問事業開始	家庭訪問の充実 平成15年度振り返り 地区活動学習会	自分の家庭訪問を振り返る 50歳男性訪問事業を実施して 学習会の経過と重点活動の振り返り
名増員 者生活調査訪問実施	平成16年度の活動確認 12月までの活動の振り返り	訪問と事業の展開方法学ぶ 訪問から地区活動の展開
	6月までの活動振り返り 1年間の地区活動振り返り	それぞれの半年を振り返る
支援センター開設 PR訪問事業開始 ケート調査訪問	4か月を振り返って 50歳男性訪問事業をとおして	聖籠町保健師活動の課題の確認 保健師活動の課題
訪問事業住民報告会の開始	50歳男性訪問事業のその後	自分自身の地区活動の振り返り
	新任者研修	1年目保健師の振り返り
	研修報告	町の子育て支援ネットワークについて
者への聴き取り訪問開始 庭相談ネットワーク事業開始	上半期振り返り 子ども家庭相談ネットワーク事業と保健師	それぞれの活動振り返り ケースリポートから保健師の役割を考える
者の受け入れ 庭相談係新設 活用塾開始	子ども家庭相談係と保健師活動 新任者研修 保健師地区活動研修 ある保健師の活動と思いから学ぶ	聖籠町の子どもに関する歴史 2年目4年目保健師2人の活動 新任者研修から全体が学ぶ レポート
	家族まるごと地域まるごと	公的保健師のする訪問を考える
	もう一度「地区担当制」を学ぶ ケースレポートの作成方法	4か月の振り返りと担当地区のまとめ ケース検討に向けてのレポート
庭相談センター教育委員会へ	転入児訪問事業のまとめ 子ども家庭相談センターとの連携	転入児訪問事業と母子保健の課題 ネットワーク体制づくり
	すべての子ども・家庭とつながる保健師活動	虐待ケースとの関わりから
	フィールドにこだわる保健師の特性 ピンチはチャンスⅡ	事例から保健師の関わりの特性を振り返る
年代男性訪問事業第Ⅱ期開始	旧笹神村保健師活動「働き盛り脳卒中予防を柱に」	阿賀野市関川保健師を講師に

第2章　保健師が行う家庭訪問の実際

を覚えた．なぜ人口規模の違う大きな市と比較され点数をつけられなくてはいけないのかと怒り，町国保担当者に当たり散らしたこともある．全国画一的に糖尿病性腎症の重症化予防対策にスポットが当たり，住民を疾病ごとに振り分け，医療機関や医師会との連携事業を大々的に実施すれば評価されることにも違和感があった．また，「地域包括支援」という名のもとに地区担当保健師の役割は大事と言いつつも，各分野に保健師の分散配置に導くような制度が次々に出てきて，反発心だけが募った．そんな私の感情もチーム全体に伝わるのか，事業の多忙さと大変なケースの対応だけに振り回され，保健師みんなが疲弊しピリピリした雰囲気に包まれていた．

しかし，保健師メンバーが若返り，育休・産休で常に1～2名の保健師が欠員していても，どんな時も途切れることがなかった学び合いは，こんな状況だからこそ必要だった．

2017（平成29）年度は，「旧笹神村の40歳代男性の家庭訪問事業」を今のチームで改めて学ぶため，阿賀野市保健師の関川清美さんを講師に招いた．合併する前の笹神村時代の保健師活動は決して古臭いものでなく，「保健師が行う家庭訪問」が住民の姿，地域の健康課題を捉えており，住民とともに育ててきた「公衆衛生」活動であったこと，そして何より「働き盛りを倒したくない」という熱き思いを持ち，取り組んでこられた先輩保健師の活動に全員が感動した．そして，日々の自身の活動を振り返り，大変なケースだけに振り回される保健師ではなく，自ら足を運んで住民から学ぶ訪問をもう一度今のメンバーでやろうと士気を高めた．

私自身も，2013（平成25）年度に終了した50歳男性訪問事業以来，久々に，「深く学ぶ訪問」として，働き盛り年代男性とその家族を訪問した．初めて受ける「役場の保健師の訪問」に構えていた対象者も，徐々に自身の仕事内容や家族との関係等を赤裸々に語ってくれた．子育て真最中で仕事と家庭の両立に疲れながらも楽しんでいる人，親世代の介護の問題，家のローン等も含めた経済面の不安を抱えながら，職場の人間関係に悩み，飲酒量がどんどん増えている

人，転職や職場内異動をきっかけにストレスを積もらせ，そんな夫を心配し見守る妻の思いなど，たった数人であっても現在の社会の縮図を見ているようだった．以前の「50歳男性訪問事業」からたった数年しかたっていないのに，あの頃より核家族が増え地縁の無い世帯も増え，地域とのつながりがますます薄くなりつつある様子や職業・勤務形態の多様化も進んでいることが垣間見えた．保健師間での訪問報告やまとめ会での保健師それぞれが対象者の様子を語る姿は実にいきいきしていていた．アンケートや調査の数値ではなく，生の声から暮らしぶりが手に取るように見えた．本当に心から「この働き盛り年代を倒したくない」と思った．

　私がリーダーを担ってからのこの4年間は特に，保健師活動学習会がチームづくりに重要な機会となっていたように思う．そして，その学習会で力をつけてきた若い保健師たちが今,率先してこの「聖籠町働き盛り男性訪問事業　第Ⅱ期」の企画立案・取りまとめをしてくれている．それに急かされながら，でも楽しく訪問をする私がいる．

　次の文章は，若手保健師として今一緒に保健師チームを盛り立ててくれている山岸ちひろさんが，新人時代から現在までの経過を書いたものである．

5．私の新任期

　　　　　山岸ちひろ（聖籠町保健師）

1）保健師になったきっかけ
　ずっと看護師になりたかった．大学の実習では，病院のベッドサイドで話す時間の貴重さを実感するが，一方でめまぐるしくスケジュールをこなすスピード感についていけず戸惑うばかり……それと対照的に，地域看護学実習地はのどかな村で，村内を歩くと住民

に「保健師さん！」と声をかけられる村の保健師の姿がとても印象的だった．家庭訪問では住民との距離感がとても近く，保健師になりたいという気持ちが強くなった．そんな時に聖籠町で新採用募集があった．試験の前に水戸部保健師が書かれた『保健師ジャーナル』（2008年8月号）の記事を読み具体的な地区活動のイメージを膨らませていたこと，大学の先生からも聖籠町は家庭訪問に力を入れているところだと聞いていたので，採用が決まりとても嬉しかった．

2）いざ，地域へ ～顔売り訪問～

2010（平成22）年に就職．1年目は業務をもたず，地区担当だけだった．育児休暇中の保健師が2人と厳しい状況の中でも，新人だからと配慮をしていただいた．保健師と管理栄養士がいっしょに座り，1つの島になっていてとても安心感があった．

まずは先輩に連れられ，引き継ぎを兼ね家庭訪問へ．ドキドキしながらの訪問．客間でお茶が運ばれてくる間に，先輩保健師とともに壁に飾られている賞状や写真を見る．そこから家族の歴史が見えることも教えてもらった．住民の方言が聞き取れないことも多く，通訳してもらいながら会話をすることもあった．

引継ぎの訪問で印象的だったのは，精神障害のケースだった．精神障害の方といえば入院中の患者さんや作業所にいた方しかお会いしたことがなく，在宅で過ごすというイメージがなかった．世帯票や長い経過記録を見ながら，どんな家なんだろうと想像していた．実際に本人にお会いすると，会話がスムーズにいかず援助が必要なことはわかったが，掃除も行き届いているし1人で十分に生活していることがよくわかった．そして精神障害があると自立して生活することは難しいと思う自分の偏見にも気づいた．苦手なところは福祉サービスの力も借り，近所の方の協力も得ながら生活するその姿が私にとって衝撃だった．私のような思い込みが，障害をもった人が生きづらくなるバリアなのだということがよくわかった．生まれ育った地域だからこそ理解も得ることができ，本人の調子も見守り

ながらともに地域で生活しているという集落の雰囲気も知ることができた．

　ひと通り引継ぎが終わると，自ら地域へ．顔入りのチラシを片手に約束せずに訪問．浜地区は前任者，そしてもっと昔からの保健師の活動の足跡があり，とても受け入れがよく「上がっていけー」と家に上げてもらい話ができた．しかし新興住宅地では，玄関先どころかインターホンのみで顔を合わせることのできない家もあり，チラシを置いてくるのが精一杯なこともあった．楽しかったが，これでいいのか？　と自信がなかった．

3）住民の暮らしを知り，健康教育へ

　学生の時に実施した健康教育のテーマは，「転倒予防」だった．しかし当時の実習期間は約2週間しかなく，実際に地区へ行ったのは地区踏査くらいで地区に関係なく乳児と特定疾患の方を2件家庭訪問しただけだった．このため健康教育も一般的な内容について，媒体を用意しただけに留まってしまった．

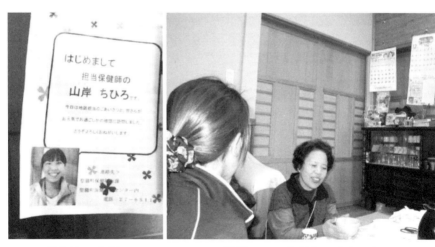

顔入りのチラシ　　　　居間でいつも見えるようにとチラシをカレンダーに貼っている

入職して1年目の健康教育．渡邉さんと打合せをしたら，テーマは「保健師がみた地区について話すこと」とだけ決まったが，全くイメージがわかず戸惑った．地区を回ってきて感じたことを引き出してもらいながら，地区の特徴を挙げていく．少しずつまとめていくが，そこから何を伝えればいいのだろうと疑問で頭がいっぱいだった．

　アドバイスを受けながら，地図とカメラを持ち地区を歩いてみた．意識して家を一軒一軒見ていると，家紋が入っていたり風除室があったり，庭や玄関の様子，車庫や畑も見ながら生活を想像した．声をかけると家に上げてもらい，どんなおやつを食べているのか，親戚のつながりやお茶飲みしている姿から近所づきあいをみたりと，いろんな発見があった．

　健康教育当日．ドキドキしながら少しずつわかってきた地域のことを，手書きのパネルとパワーポイントの写真を使って話した．手島さんの代から健康教育が続いている集落のため，どんどんと声が上がり盛り上がった．写真を出すごとに反応があり，『あれはどこの場所だ』『あれは誰んちだ』と住民同士で話する姿がみられた．畑の写真を出せば『今年はようねんでねぇ（出来が悪い）』『あの畑は集落の人が作ってるんじゃない』など住民の声からさらに学ぶこ

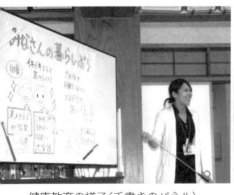

健康教育の様子（手書きのパネル）

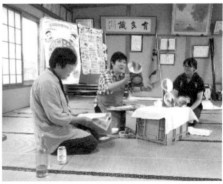

特定健診の事後指導会：劇の一場面

とができた．その時は無事終わったことに安心するばかりだったが，渡邉さんに住民の反応があったのは「実態をきちんと伝えたからだ」と言われ，わかった気になっていたが，本当の意味で理解することができたのは2年目の学習会の時であったと思う．保健師が行う健康教育は，テレビのほうが上手な一般知識の提供でなく，住民の実態を伝えながらまた声を拾い，次の健康教育や事業に反映していくのだと徐々に実感し理解していった．

そして入職当時から特定健診の結果は個別に家庭訪問で返すのが定例となっていたが，集団に対して結果の説明会を開催する取り組みが始まった．1年目は結果の見方について，グループワークをしながら紙芝居風の媒体を利用し地域を回った．結果の見方・食事・運動とテーマを変え，3回セットの教室にしたが思うように人が集まらなかった．3年目になり，渡邉さんの提案で今までつかんだ住民の実態を劇にしようとアイデアが上がった．小道具も色々と準備し，保健推進員さんにも協力を得ながら実施した．すると劇の途中から笑いだけでなく，たくさんの声が上がった．最初の説明会とは全く反応が違い驚いた．現在も劇は，実態を反映させながらテーマに合わせ行っている．初めこそ恥ずかしがっていたが，今ではリハーサルではアドリブが飛び交うほど盛り上がっている．連日の指導会で疲労もあるが，住民に会い，私たちが元気をもらう大切な事業でもある．

4）語れない自分

先輩保健師と訪問の後「どうだった？」と聞かれた時，どこか課題を探し，それに対応するためには？　と考えている自分がいた．それを答えても求められた答えではないと感じた．「どう感じたか？」そんな風に，自分の感情を話すことに慣れていない自分に気が付いた．自分の感じたことでなく，相手を評価してしまう．自分の思いを表現することが今までの大学までの経験でも，学習には必要がなく，むしろ必死に隠しながら過ごしてきたように思った．だ

からこそ素直に思ったことを話すということへのハードルが高かった．

　赤ちゃんに触れるのも本当はドキドキで，そのことが相手に伝わるのではないか，わからない人に来てもらっても困ると思われたらどうしようと不安でいっぱいだった．でも先輩に大丈夫かと聞かれると「大丈夫です！」とだけ答えてしまう自分がいた．訪問中もお母さんたちにどんな質問をされるんだろうと怖くて，一方的な指導になっていたと思う．

　ある介護をしている家に行き，介護疲れを訴えた妻の話を先輩に報告した時も，妻の疲れをとるためには「もっとサービスが必要なのでは？」と話し，先輩保健師にサービスだけが支援でないなどと言われても，「何かできることを探さなくてはいけない」と焦ってばかりいた．

5）大きな支えとなった保健師学習会
　そんな私の姿もあってか，保健師学習会が開催されることに……初めての学習会，とても緊張したのを覚えている．学習会では，先輩保健師も日々の活動について語る．日頃そんな思いでいたのかと初めて知る本音に驚いた．しかし自分の番になった時，なんとなくできているということを話してしまった自分がいた．反応から自分の表現力のなさにがっかりし，講師の手島さんとまっすぐ目を合わせることが怖かった．

　家庭訪問でもどこまで聞いていいのだろうと迷う自分がいた．これは聞いたら失礼なのではと考えるほど，表面的な話しかできない．このままではいけないと思いながらもどうしたらいいのかわからなくなっていた．

　2回目の学習会で，それまであるケースのことを話せずにいた私がいたが，やっと話すことができた．打ち合わせで近況報告をしている時に，「やっぱり話さなくては」と気持ちが変わり，このケースを報告した．話ができ，先輩方が聞いてくれたことで気持ちが解

放されとても楽になった．自分が語ることで，先輩方が私に対して感じていたことを教えてもらった．「ケースのことをちゃんと聞いてあげられていなかった．気づいていなかった自分，山岸さんをちゃんと見れていなかったのか……とショック」「全然気づいていなかった．きちんとしていて，気が利く，だけどいつもきれいな言葉で語る人だった．今日つらいって言えて本当によかったと思う」「普段淡々としてあまり感情表現をしない山岸さん．困っているケースとして相談してくれているんだろうけど，どう困っているのか今まであまり伝わってこなかったし，自分もどう聴いたらいいかわからなかった．今日から私自身も聞き方が変わるし，山岸さんも表現ができればいいな」といった先輩方の言葉をもらい，ようやく本当の意味で自分を語ることのできた学習会になったと思う．

　少しずつ意識して住民にも本音を語ることができるようになり「私とても緊張してたんです」と伝えると「私も．でも話しやすい保健師さんでよかった．そう思えなかったら相談をしなかったと思う」と言ってもらえることもあった．まだまだ自分語りは苦手だが，本当の意味で人とつながることの大切さも実感することができた．

6）チームで学ぶ　～深く聴き学ぶ訪問～

　町の大切な事業としてあった「働き盛り男性訪問」．話では聞いたことがあったが，いざ再開しようと話が出た時，夜でも休日でも訪問するという日頃の活動以上に負担が出てくる事業であり，すぐにでもと話は進まなかった．そこで旧笹神村の40歳男性訪問の話を聞こうと阿賀野市の関川さんに講師を依頼し学習会が開催された．その実践を聞きながら，住民の実態をつかみ，それを住民に返しながら少しずつ住民や結果に反映されていくその保健師の活動が何より大切であること，そして今の住民の実態を知りたいと心が動かされた．学習会後すぐ開始時期を決め，対象も決まった．

　過去に実施した先輩の記録を見て，仕事のこと1つにしても勤務時間から細かな業務内容まで．ここまで聞けるのだろうか？　とい

う不安とこんな風に聴くことができたら私にとっての学びになるという期待でドキドキしていた．

　まずは自分の担当地区から．もともと関わりのあった家だったが，入り方が働き盛りの息子を中心に話を聞くことで，家族から今までと違った話を聞くことができた．「誰をも主人公にみる」というのが保健師の頭にあるはずであったが，やはり意図的に聞くとこんなに違うのだということを改めて実感した．家族まるごとを見ている「つもり」になっていたのだと，大切な原点に戻ることができた．

　またある家では妻が本人をとても心配しており，『聞いてほしそうにしているんだけど，私も余裕がなくて……なのでぜひ話を聞いてほしい』と逆にお願いをされた．早速本人とも連絡が取れ，休日に時間をもらえることになった．本人に何を言わずとも今の悩みを話してくれた．汗をかきながら必死に思いを話す姿に，私は相槌をするのが精一杯だった．こんな思いを抱えながら社会人として働き，大切な家族について語る父としての顔に圧倒されてしまった．つい私のクセで指導するところを探してしまったが，仕事のことを中心に上司に相談したり，受診も行っていたりと指導するところは何もなかった．私は本当にただただ聴くばかりであったのに，話し終わった本人の顔はとても明るく感謝された．これでよかったのだろうかと悶々としていたが，報告会で話すと「本人が本当に話したかったことを話してくれたんだよ．きっとその人にとってもいい訪問になったね」と先輩に言われ，とても安心した．

　こちらは話したいと思っていても，実際に連絡を取ると拒否されたこともあった．それも実態であり住民の姿であると言われハッとした．その分受け入れてもらえ話ができる貴重さ，何も困っていることがなくてもつながるきっかけをもらえる訪問の大切さも感じた．今は何もないかもしれないが，独身の男性と母の2人暮らしといった家族も多く，今後介護問題や病気をした時にどうなるのかといったことも考えさせられた．

　報告会で先輩方の話を聞きながら，本人からおこづかいの額や使

い道，家のローンの話などこんなところまで踏み込んで話ができるのだと驚きもあった．また保健師経験に限らず人生経験によって聞く内容も深さも違い，それぞれの感想を聞きながら共感したり，自分の感情を言語化してもらうようなこともあった．今回の事業は始まったばかり，私自身もこの事業を通してもっと学んでいきたいと思う．

7）母子保健業務を担当して

1年目の終わりに，成人保健の一部（子宮頸がん・乳がん・骨粗鬆症）が担当になった．健診の案内を通知し，結果を郵送するといった流れができあがっていて，淡々とこなすことができた．健診は受診率や精検率など評価もわかりやすかった．

また私は子どもの発達をみるのに全く自信がなかった．子どもの正常な発達を知るため，5か月の乳児のいる家に家庭訪問させてもらい子どもと遊びながら特徴を確認し，家庭での姿を学ばせてもらった．その後まとめたものを元に保健師間で共有をした．私の学びを先輩方が真剣に聞いてくれ，とても嬉しかった．わからなくて当然，でも私が学ぶだけでなくチームとして改めて学ぶ機会としてくれた．

3年目からは，母子保健の担当になった．毎月の通知に健診事務と事務量が一気に増えた．しかも苦手意識の強い母子．私自身健診後の追跡訪問は歓迎されず，悩みながら負担を感じてしまう訪問ばかりだった．また渡邉さんが町の子ども家庭相談係の業務を兼任したことや，課題がある小学生の生育歴の確認があったりするケースが続いたことから，母子保健と子ども家庭相談ネットワークをテーマにした学習会が何度か開催された．そして乳幼児健診や追跡方法について見直すことになったが，まだ乳児訪問に行ったケースも2〜3歳くらいであった私には，先輩方の言う内容を理解はできても実感や危機感がなく，温度差もあり戸惑った．しかし追跡が中断してしまっていたケースや苦手な母であったため足が遠のいていたと

いう先輩方の本音を聞き，次第に母子担当としての思いも強くなっていった．

　1歳半健診後に言語発達の遅れがある子に対してより丁寧に追跡が行われ，家庭訪問や園訪問など健診以外での場面もよく確認しながら追跡を行うこととなった．実際に私自身も追跡の訪問を重ねるなかで，同じ言語発達の遅れがみられたとしても原因はさまざまであることがよくわかった．性格？　特徴？　DVDやスマートホンなどの電子メディア利用時間が長いことやそうならざるを得ない悩み，母の関わりなどあらゆる原因を母と一緒に考えながら，ことばが増えていく過程を一緒に確認していった．1歳半健診で片言だった子が，少しずつ単語をはっきりと話して，会話できるようになった時は本当に嬉しかったのを覚えている．健診の場面だけではわからないからこそ，日頃の生活から子どもをみることで子どもや家族を改めて知ることができた．地区担当をベースにして業務にも携わることで，家庭訪問で住民の暮らしを知り，事業へと反映させていくその繰り返しが重要なのだと常に感じることができているのだと思う．

8）学び続けていくこと

　保健師になって8年．ケースで何度も躓き，自分の至らなさにも胸が痛むばかりだった．何度も辞めたほうがいいのではと思いながらも続けられたのは，保健師チームがあり，語り学びながら歩み続けることができたからだと思う．そして自治体を越え，保健師活動研究集会を通して県内外のさまざまな保健師と出会い，学んできた時間は私の財産になっている．関川さんの『学びと実践は両輪であり，常に連動している．学び続ける人には道が開ける』という言葉も私の原動力である．

　この町で保健師をしていなかったら今の私はいないと心から思う．「こうあるべき」と理想ばかりが高く，弱さは見せず失敗は許されないとガチガチだった私自身を見つめ直すことができ，たくさ

んの住民に支えてもらい，その人の生きてきた歴史や地域を教えてもらい育ったことでようやく今の私がある．先輩方のように総合健診で自分の担当の住民を見つけ，話すと笑顔が溢れ，地区を語ると自然に元気になれる．地域や住民への愛着をもち，大切に思う保健師でいつまでもありたいと思う．

実践レポート3

チームでつかむ地域の暮らし

阿部　芳子（新潟県小千谷市）

1．小千谷市の概況

　小千谷市は新潟県のほぼ中央，日本一の大河・信濃川の流れによりできた河岸段丘の町である．信濃川の谷口にできた町で，古くから魚沼地方の中心として発展してきた．新潟県内でも豪雪地帯に位置し，12月から4月までの半年間雪に包まれる雪国である．
　市内は西小千谷，東小千谷，横浦，山辺，吉谷，城川，千田，川井，東山，岩沢，真人，片貝の12地区に区分されている．
〔2004（平成16）年4月1日現在〕
　　面積　　155.12km^2
　　人口　　41,321人
　　世帯数　12,348世帯
　　高齢化率　24.8％
〔2003（平成15）年〕
　　出生数　374人（出生率　8.9）
　　死亡数　444人（死亡率　10.7）

2．職員態勢

　保健師は全員で12人おり，健康福祉課（健康センター）に10人．高齢福祉課の基幹型在宅介護支援センターに保健師1人，介護保険

係に保健師1人配属されている.

健康センターには保健係と予防係がある.

保健係は係長(事務職),栄養士と地区を担当する保健師10人の12人である.

予防係は係長,看護師,事務職,臨時事務職で,主に感染症対策と乳幼児医療を担当している.

3. 小千谷市の暮らしと保健師活動

1) 小千谷市民の暮らし

古くから魚沼の政治の中心として発展し,江戸時代初期には宿場町として形をなし,信濃川水運の河港としても賑わいを見せた.こうした小千谷の歴史は,縮布,錦鯉,片貝花火,そして多彩な郷土芸能など,さまざまな伝統文化を生み出した.

1889(明治22)年4月,市町村制度が施行され小千谷町が生まれた.1954(昭和29)年,城川村,千田村を合併して市政を施行,1956(昭和31)年に片貝町を合併し,今日の小千谷市が誕生した.

市内を東西に分ける信濃川が中心を流れ,信濃川によって作られた河岸段丘は肥沃な土地を作り上げるとともに,至る所に坂道を作り,徒歩や自転車での移動の多い,高齢者にはたいへん難儀な地形である.しかし,この地形によって生まれた産業もある.田畑に向かない山間の土地に溜池を作り,錦鯉を育ててきた.また,山で取れる「あおそ」を原材料に小千谷縮が作られ,街道や信濃川を利用して京都や全国各地に出荷されていった.

現在小千谷市ではさまざまな産業が盛んで,農業では基幹作物コシヒカリなど良質米の生産を中心に,カリフラワーやメロン,スイカの農産物の栽培も盛んである.しかし,従事者の高齢化に伴い作物の転換も出てきている.工業では関越自動車道の開通に伴い,工業団地への企業誘致によって市外へ流出していた若者の労働力が定着している.

2）保健師活動

　1954（昭和29）年の合併当時，5人の保健師に加え，合併してきたそれぞれの町村からの保健師が加わり，10人の保健師によって保健事業が始まった．合併後3年は本庁勤務だったが，その後各支所（6か所）に配置され，乳幼児健診も本庁・支所ごとに年2回行われていた．

　1965（昭和40）年ごろまでは，乳幼児健診，妊婦健診，赤痢集団発生など母子保健と感染症対策が主な活動だった．1966（昭和41）年に循環器系成人病予防事業が開始された．

　保健師が各支所にいたころは，支所を拠点に訪問活動が盛んだった．山の奥までバイクで訪問に行き，道から落ちたという話も聞いた．春や秋には住民といっしょに山に入って山菜採りをし，その漬け方や食べ方が訪問での話題になり，話が弾んだようだ．退職した先輩保健師の名前を覚えている住民も多く，本当によく地域に足を運んでいたことがわかる．

　1979（昭和54）年，保健の活動拠点となる健康センターが完成し，小千谷市は健康づくり都市宣言をした．翌年，各支所に配属されていた保健師が健康センターに集まり，栄養士も採用された．乳幼児健診は健康センターで毎月，月齢に合わせた健診になった．また，保健推進員制度の開始，人間ドックの開始，糖尿病予防教室・栄養教室などさまざまな事業が開始された．

　前年まで2,600件行っていた訪問は1,400件台にまで落ち込み，その他の訪問が激減した．

　1983（昭和58）年，老人保健法が施行され，それまでの地域の特色を生かした事業がなくなり，保健事業はがん検診，基本健診，老人訪問指導など成人保健一色となった．しかし，健診会場は1か所にまとめず，公民館や小学校など各地域に近い所で行っていた．（表1）

4．地域をつかむ取り組み

1）就職した当時

　私が就職した1984（昭和59）年には，老人保健法による訪問指導をする保健師として2人，欠員の補充として1人，計3人の保健師が採用され，保健師は6人から9人となった．50代の年配保健師3人と25歳を頭に6人の若い保健師という年齢構成だった．

　係長職の保健師は地区を担当していなかったので，42,000人を8人で受け持っていた．現在と違い若い保健師の受持人口が多く，7,000人〜8,000人を受け持っていた．

2）私は何をする人？

　私は何をする人？……と悩んだのが就職した当時だった．

　老人保健法が始まって健診活動中心の日々だった．基本健康診査は4月から11月まで行う．小千谷市は中規模ということからすべてを委託に出さず，保健師が出務して健診をしていた．基本健康診査になると保健師が問診や事後指導の他に検尿や計測までしていた．健診日数は37日，会場数は延べ51会場だった．山間部も多く，高齢者も多いため，健診会場は1か所に集中させることができず，1日に4会場を移動した．

　日常業務に占める健診の割合が多く，そのころは合言葉のように「私たちは健診屋じゃない」と毎日不満を言っていた．

　当時7人だった保健師が老人保健の訪問指導という形で2人増員になり，訪問にも行かなければならなかった．

　しかし，ねたきり者の訪問介護が中心で，月1回訪問しなければならなかった．そのころはベテランのヘルパーと同行訪問が多く，いっしょに入浴介助をしていた．体を拭いて，服を着せ，血圧を測定して帰る．同行訪問のたびにその意味がつかめず，「保健師って何をする人なんだろう」と悩んでいた．

表1 小千谷市の訪問の推移

	計	結核・感染症	精神障害	心身障害	成人病	その他の疾患	母子	その他	月平均	保健師数	重点保健活動	事業	総なめの訪問のデータ
昭和37年	1537	695			92	61	540	149	15.7	9			
昭和38年	1635	656			86	69	407	417	18.2	8			
昭和39年	5383	712			189	57	490	3935	64.1	7			
昭和40年	4294	643			243	102	558	2748		7			
昭和41年	3022	697			396	88	469	1372	32.5	8		循環器系成人病検診開始	
昭和42年	3200	811	4		428	71	556	1330	29.9	9	高血圧予防	胃検診開始	
昭和43年	2394	671			782	114	532	295		9			
昭和44年	2185	592	16		771	131	532	143		9		子宮がん検診開始	
昭和45年	1873	366	66		777	162	399	103	17.3	9			
昭和46年	1787	411	65		666	160	359	126	18.1	9			
昭和47年	2823	401	22		918	232	685	565	29.4	8			
昭和48年	3078	372	115		934	228	606	823	33.1	8			
昭和49年	3234	342	174		912	200	814	792		8			
昭和50年	3821	261	240		1037	247	1319	717	40.2	8			
昭和51年	2898	213	234		1257	365	332	497	33.2	8			
昭和52年													
昭和53年	3419	222	230	-	1238	357	476	896		-	健康づくり訪問宣言		
昭和54年	3046	154	194	-	1047	264	422	965	31.7	9		健康センター完工披露開始	
昭和55年	1565	92	123		561	124	231	434	16.7	8			
昭和56年	1918	10	90	9	631	196	195	787					
昭和57年	1451	4	52	12	565	173	180	465	17.3	7			

第2章　保健師が行う家庭訪問の実際

	計	結核・感染症	精神障害	心身障害	成人病	その他の疾患	母子	その他	月平均	保健師数	重点保健活動	事業	総なめの訪問のテーマ
昭和58年	1409	1	78	28	530	148	174	450	16.8	7		一般健康診査開始／デイケア開始	
昭和59年	1349		73	30	553	176	125	392	13.2	9	胃がん予防		
昭和60年	1374	1	91	26	656	115	95	390	12.8	9			
昭和61年	1535	3	74	7	530	150	81	690	14.8	9			
昭和62年	1283	5	64	15	676	130	131	262	13.5	8			
昭和63年	1347	4	122	14	522	88	155	442	15	8			作業所通所対象者把握のための訪問
平成元年	2357	2	298	14	873	188	121	861	27.4	8			
平成2年	2238	1	309	14	839	193	131	751	23.6	8	精神保健／胃がん予防	精神障害者作業所開所／住民健診調査開始	
平成3年	2139		208	5	853	137	161	775	23.3	8		大腸がん検診開始	脳卒中発症者の調査
平成4年	2024		179	12	750	183	170	730	22.2	8			
平成5年	1858		185	10	680	198	119	666	20.6	8			
平成6年	2394		258	9	758	253	157	959	24.9	8			
平成7年	2337		327	18	583	192	335	882	24.3	8			障害者の生活調査、幼児生活調査
平成8年	2750		271	5	1596	246	162	470	25.5	9		基本健康診査血糖検査追加	60代胃検診未受診・糖尿病要医療者訪問（継続中）
平成9年	2636		300	2	1515	176	265	378	25.8	9		基本健康診査30歳以上、総合健診開始	
平成10年	2427		299	1	1500	162	200	265	21.7	10	母子保健	基本健康診査16歳以上、無料化	
平成11年	2411		244	18	1682	67	209	191	20.1	10			2歳児訪問（継続中）
平成12年	2200		265	9	1602	91	209	24	18.3	10		2歳児歯科検診午前に単独実施	
平成13年	2416		298	9	1777	85	198	49	20.1	10	生活習慣病予防対策		脳卒中・心臓病死亡者訪問
平成14年	3143		418	52	2336	58	242	37	26.2	10			
平成15年	3296		486	25	2300	102	313	70	27.5	10			

地区担当の保健師といっても名ばかりで，住民の顔と名前も一致しなかった．集落が小さな単位になるので，1つの町内が皆同じ姓で，顔もよく似ていて，よくわからない．基本健診のカルテを見ていても顔を思い出すことができなかった．
　そのころは保健師が入っても，2年くらいすると結婚退職をしてしまい，毎年，毎年新人が入ってきた．1人が採用されると受持地区が変わり，受け持っても2，3年で担当地区が変わるという状況だった．そんな状況が3年ぐらい続くと，「もう辞めたい」と若い保健師の中では言うようになっていた．

3）うらやましい，妬ましい全数訪問
　小出保健所管内は8町村と1保健所．管内人口は8万人，管内には守門村がある．町村の保健師は充足していて，受持人口が2,000～3,000人という，うらやましいような町村ばかりだった．
　業務研究会では「全数訪問」を耳にたこができるくらい聞かされた．
　業務研究会で守門村の保健師から，高血圧者を全数訪問して「この人は医者に受診している」「検診に来ている」と実数把握をし，「これだったらもう大丈夫」と重点活動をがん予防対策に変えたという報告があった．活動の裏づけを訪問で把握している先輩たちを見て「うらやましい」と思う反面，「そう言われてもできない」という思いを半々にしながら業務研究会に出席していた．
　全数訪問しようと思っても，その当時受持人口が多く，事業に毎日出務していたので，訪問したくてもできなかった．
　月に12，13件の訪問で「うちは人口規模が違いますから」と言い訳をしていた．
　1986（昭和61）年，合併後からいた年配の保健師たちがすべて退職し，20代後半の保健師をいちばん年長に，全員20代の若い保健師チームが動き始めた．守門村の五十嵐さんからは「これで8倍の力が出せるな」と言われたが，なかなか8倍の力にはまとまらな

かった. この時から事務職が係長となった.

4) 出始めた訪問　守門村の五十嵐保健婦からの一言

　全国の「自治体に働く保健婦のつどい」に管内の保健師が参加し，その後「北の土曜会」という自主グループを作った. 何度かその集まりに参加し，自分の悩みを話した.「私たち，受持人口も多いし，地区を見られないし，訪問にも出られません」と言うと，「おまえら自分の地区の住民がかわいくないのか，おまえらは受持地区をころころ変えてばかりいるからだ」と守門村の五十嵐保健婦に一喝された.

　「住民がかわいい」……その一言は衝撃的だった.「住民がかわいい」と思ったことなんて一度もなかった. かわいく思うには，住民を覚えること. 同じ世代の保健師3人と「とにかく，まねでもいいから訪問に出てみようか」と訪問に出始めた.

　最初は遊び感覚で，「今月いちばん訪問件数の多かった人にケーキをプレゼントしよう」とか「エプロンをプレゼントしよう」とか，そんな感じで訪問に出始めた. 今考えると，だれのための訪問なのかわからなかったが，若かったせいか，そういうふうに遊び感覚でやったことが良かったと思う.

5) 訪問の始めは基本健康診査の事後訪問から

　訪問の始めはねたきり者ではなく，あえて基本健診の事後指導の訪問から始めた. 結果説明会を欠席した人に訪問して結果を返す，という形で始めた. 訪問すると顔と健診カルテの名前が一致して印象に残った. 訪問すると健診の結果だけではなく，「月の終わりになると集まって，祭りの打ち合わせをするんだよ」と地区の行事のことや，「昔は県に頼まれて雉を飼っていた所だ」とか，いろいろ話を聞かせてくれた. 何度か顔を合わせていると「うちの嫁さんは帰りが遅くて，俺の飯を作ってくれない」と健診の場面では言えないようなことも聞かせてくれた. 今度は健診の結果を訪問で返す

と,「気づかせてもらって良かった」とか「異常なしってありがたい」というような言葉が返ってくるようになって,逆に自分が次の元気をもらえて,人に会うことが楽しくなり始めた.

1989（平成元）年から訪問に出ようと言い始めて,それまで年間保健師全員で1,300件くらいだったものが2,400件くらいまでになった.

このころから胃がん検診の受診勧奨を積極的に取り組み始め,受診者が2,500人から5,000人になった.要精密検査の方には以前から全員訪問で結果を返していたので,当たり前に住民に会う機会が多くなった.

6）3人からの出発の訪問がチーム全体に

私たち3人が訪問に出始めると,他の保健師も私たちが話す訪問の話に耳を傾けながら,1人また1人と訪問に出始め,3人の訪問の波が少しずつ若い保健師たちの中に広がってきた.また,このころから3人以外の保健師たちもつどいに参加するようになり,その後全員で参加するようになって,新潟県自治体に働く保健師のつどい（新潟県保健師活動研究会）の事務局を引き受けるようになった.

新潟のつどいで刺激を受け,保健師1人1人が「地区担当を大切にしなくてはいけない」という意識が広がってきた.

こうして,訪問件数は増えた.しかし,管内の先輩保健師が「ただ訪問に出てればいいってもんじゃない」と言っていた言葉が気にかかっていた.それがどういうことかわからなかった.どんなに訪問が多くなっても,市のレベルになってくると,全数訪問はやはり無理だった.

7）暮らしをつかむ

保健師の世代交代は,小千谷市だけでなく管内の他の町村も同じだった.半数が20代の保健師になり,「生活を見る」「暮らしをつかむ」ことが課題だった.1994（平成6）年度の業務研究会では,

脳卒中発症者の調査を保健師全員で取り組んだ．脳卒中を発症した人の生活を聞き，予防に結びつけることはできないかと調査訪問をした．調査の内容は，① 初発か再発か，② 職業，③ 労働時間，④ 発症前の生活状況（食事,酒やタバコの状況），⑤ 現在の状況，など聞き取る項目を決めて訪問した．ある若い保健師は「ほとんど面識のない人に根掘り葉掘り聞いて怒られた」とか，またある保健師は「何を聞いていいのかわからず，いたたまれなくなって出てきた」と話していた．生活を聞いてくるという訪問だったが，まとめの段階に入ったとたん，発症者の傾向もその生活がいいことなのか，悪いことなのかもわからなくなってしまった．最後に出た言葉が「こんな生活をしている人は，いっぱいいるよね」だった．

　保健師1人1人の曖昧な見方では事実が出てこない．相手が話す生活が若さゆえに，自分の生活経験の乏しさからイメージができなかった．この様子を見ていた五十嵐さんが，

「1反の田んぼで何俵とれるか知ってるか．話をする時に，今年は天気が悪いから去年より1俵の値段もだいぶ落ちる．この田んぼなら12俵，1俵23,000円ならいくらになる」

と話してくれた．この調査を通し，「暮らし」とは何時に寝るとか起きるだけではないということがわかり，自分の生活の「引き出し」をたくさん学ばなければならないと思った．

　この調査のまとめを小千谷市の保健師全員で引き受けたことは画期的だった．今まで事業をどうするかという話し合いはしていたが，住民の生活について話し合うということは少なく，このことにより若い保健師1人1人が「暮らし」ということを本当に考えるようになった．

8）生活（状態）調査との出会い（表2）

　そのころ，小千谷市では小千谷市保健・医療・福祉計画を策定中で，今後の機能訓練事業について検討されていた．病院や老人保健施設などいろいろな場所で機能訓練が行われ，社会資源が増えた．計画

表2-1 生活実態調査の経過

月　日	調査の経過	鈴木文熹先生からのアドバイス
平成7年 3月9日	◎学習会 （打ち合わせ） 　・目的 　・訪問の柱 　・注意点	
3月14日	◎調査開始 ◎第1回　報告会 　60歳　女性　脳出血 　　夫が主婦同然の動き 　　家事・孫守り 　　右手が動かない 　　字が書けない 　57歳　男性　脳出血 　　右利きが，左利きになったんだ 　　自分のことで休めない	報告を聞いてイメージできる報告会
	◎第2回　報告会 　77歳　女性　くも膜下出血 　　生活が地に付いているのを感じた 　　地域で普通に暮らしている	地域が浮かんでこない"聞いている"段階話し合っていない
	◎第5回　報告会 　81歳　女性　脳梗塞 　　買い物は老人車 　　雪下ろしは近所の人がしてくれる 　　友人がよく遊びに来る	障害者の状態はよく出てくるようになったが，係の中で明らかにしたいことは何なのか
5月12日	◎報告会　先生に報告会に参加 　　　　　していただく 　聞く柱の修正　　資料 　報告会　延　22回	

保健師たちの声・変化	業務担当保健師の思い
・忙しいこの時期にしなくても，来年にしてはどうか ・手順はわかったが，何がどう整理されるのか先が見えない	司会やまとめることは苦手
・「主たる介護者に，負担がかかっている」 　「主人の姿が伝わってこない」 　「何をするにも時間がかかり，家族とあわない，いつも遅れていく」 　……という人がいたよ，話し合いが終わっている ・障害って，何だろう．障害って，寂しさや孤独でもあるんだな ・「不自由」ということを，かってにイメージして共感したつもりになっていた ・項目で報告すると，面接場面にならない ・訪問のⅣ，Ⅴは聞けなかった．誘導になるのでは ・感想，推測が入っている ・事実は何か，わからない ・この訪問，苦しい，切り込めない	報告会をどう進めていいかわからない
・8人で1つのものを読んで考えられる ・自分が訪問で，共感したことが，他の人の報告でも共感できる ・この訪問（調査）をしてみて，この人の全体像を見ていなかったんだと思った ・障害者のくらしの学びをみんなでしている ・地域の中で役割を持っていることは，生きる張り ・福祉は，将来の安心の保障．医療も同じ	パターン化した報告会前回の課題での報告会になっている この調査をしてよかったと思うことがあることで続けることができた
・本人のできるところ，いいところを伝えていくことが大切 ・今まで，保健師は相手の悪いところだけを指摘する人だった ・気持ちや思いを聞くことができるようになってきた ・今まで，障害者から「何をしたいか」ということを，保健師自身が出てこないのではないかと思っていた ・語らせようとしていた．こちらが何とかしたいと思っていることが伝わると，相手がこれからのことを語ってくれる	「安心の保障」 みんなの話し合いで，キーワードが出てくる

表2-2　生活実態調査の経過

月　日	調査の経過
7月13日	◎先生と同行訪問
7月14日	◎まとめの柱立て
	先生の立てた柱
	保健師の立てた柱
10月16日	◎保健指導係でまとめの柱を共有
17日	◎まとめの作業
	★柱に沿って訪問で聞いてきた事実を出し合う
	＜家事へのかかわり＞
	・洗濯を干すのは夫，たたむのは自分
	・スノーダンプを杖代わりに，雪堀
	＜楽しみなこと＞
	・健康な時の仲間が訪ねてくる
	・班長を任され近所のためになっている
	・一町五反の田んぼ，杉を植えてある山．
	みんなオレが守ってきた
	・テレビ，食べること，風呂
	＜苦しみ＞
	・痛みが血圧のように測れない
	・玄関の高い家，階段のある家が増えた．
	そういう家は，入れない．足がすくむ
10月30日	◎総括会議
	総括の柱を絞り込む
	障害者・家族・地域
12月12日	◎報告集会…処遇検討部会
平成8年	
1月31日	◎報告集会…障害者本人と家族
10月10日	◎おぢや健康福祉まつりでパネル展示

保健師たちの声・変化	業務担当保健師の思い
★事実を見て感じたこと（評価）	訪問してきた内容を出し合うことは，面白い．自分の訪問の傾向がよくわかる
・家事全般はできないけど，できるところを部分的に担当している ・障害された部分と健康な部分を併せ持った人間 ・できるところは何か，見方を変えると「できる」人間になる	
・健康な人と同じ ・生活の基本的な部分（食べる，出かける） ・仕事に関わる楽しみ・生きてきたその人の歴史 ・人に役に立つというはりあい ・健康なときからの人付き合いが病気を持った後にも影響する	
・障害そのものの辛さ ・障害をわかってもらえない苦しみ ・行動制限がある．物理的な環境が影響している ・孤立化させないことが大切	集団の力ってすごい． 感性は育てるものだと思う． 一期一会．出会いは大切
・みんなから認めてもらって保健師が一番得をした ・励まされた	生の声・生き様が持つ力を実感

の中でも機能訓練のサービス量は，人口割による脳卒中の出現率で対象者を算出し，それに回数をかけて出された．サービス量は増加する一方だった．

「保健」がする機能訓練のあり方はなんだろうと多くの問題や課題を抱えていた．「来ている人にとってこの機能訓練は役に立っているのだろうか」「来ている人たちはこの機能訓練を活用して，家でどんな生活をしているのだろうか」そういうことすらもわからない，地区を見ることも，連携を取ることも中途半端で，保健師8人がもがいているといった感じだった．

1995（平成7）年の全国自治体に働く保健婦のつどいで，鈴木文熹先生の「生活調査」（現在は状態調査）の分科会に参加した．その生活調査は本当に衝撃的だった．

調査とは：
① 互いの生き様を照らし合い，語り合い，感動を共有すること
② 誘導や指導はしない
③ 喜びや苦しみを相互に共有すること
④ 調査票を使わない
⑤ 報告し合うことで事実を客観化させる

調査の方法は，2時間かけてていねいに相手の話を聞く．アンケート用紙は用いない．聞き取りの柱のほかは自由に聞き取ってくる．訪問した内容のありのままを調査団の前で報告し合う．調査の事実を再度抽象化してまとめて，今度の課題を導き出す．結果は必ず調査した人には返すこと．

「暮らし」を聞くとか，「指導をしない訪問」とか，私たちには耳慣れないことばかりだった．

今まで「指導する」ということを教育されていたので，何か指導しなければならないと思っていたので，「指導しない訪問」はあり

得なかった.

　全数訪問でなくても事例が語る．本物の事実．テーマを持って訪問することで全市が見えてくる．脳卒中発症者の調査で失敗していた私たちは，「これだ」と思った．分科会の会場で「実践します」と先生の前で宣言をした．それが1995（平成7）年1月だった．

　新年度予算はもう内示を待つばかり．新しい事業を入れるということは，上司にもチームの中でも理解してもらうことはかなりたいへんだった．「何で今やるのか」とか「予算もないのに何をするのか」，保健師の中でさえも「調査票がないだけに，どれだけの情報を集められるのだろう」「機能訓練に誘う前に訪問しているので，聞かなくてもわかっています，行かなくても大丈夫です」と，理解が行き届くまでには多くの意見が出された．しかし，この事業をこのまま継続していくわけにはいかない．事業を見直すためにこの調査が必要であるとチームの中で何度も話し合い，ようやく実施することになった．（**表3**）

（1）障害者の生活（状態）調査を実施して　生きた事例から学ぶ
対象者　41人
　調査期間　1995（平成7）年7月から11月
　調査方法　地区担当保健師による聞き取り訪問調査
　調査の柱　1．家族構成　2．障害者の苦しみ・喜び・生きる支え　3．暮らしの状態　4．今後の見通し　5．行政への要求はないか

（2）調査訪問
　最初のうちは，調査の柱をすべて頭に入れて，もれなく聞かなければならないと思うと辛くなり，「生き様を照らし合い」とはほど遠くなってしまった．しかし，保健師の「何とかしなければならない」という思いが相手に伝わると，相手もこれからどうしていきたいかという思いまで語ってくれるようになった．

表3　調査の話し合いの柱とまとめ(総括)の柱

	障害者との話し合いの柱
I　家族構成員の労働とくらし 　　年齢・職業・健康状態 II　障害者の苦しみ・喜び・生きる 　　支え III　くらしの状態 　　家計・食事・教育・家族関係 　　対社会との問題 IV　今後どうしようと考えているか 　　本人は 　　家族は V　これからの地域やくらしを考える上で市（行政－特に保健医療福祉）に望むこと	I　家族構成員の労働と生活 II　障害者の状態 　1．発症，経過 　2．現状 　3．見通し 　4．どんな思いで暮らしているか 　　　苦しみ・喜び・支え III　くらしの状態 　1．家族全体の家計 　2．本人の家計 IV　地域とのかかわり 　1．地域とのかかわり 　2．地域に対する思い 　3．障害者同士のつながり 　4．相談相手 　5．障害者に対する地域の人々の対応 V　これからどうするか 　1．本人は……障害者として 　2．家族としては VI　行政－特に保健・医療・福祉に対して望むこと

　　　　　　　　　　　　　　　　　　　　　↑　報告会を通して修正

第2章 保健師が行う家庭訪問の実際

まとめ（総括）の柱

先生の柱
　人間としての発達
　生きること

＋

保健師の柱
　病状・健康面重視
　話し合いの柱
　脳卒中情報システム調査票

→

Ⅰ　障害者の状態
　1．訪問対象者の概況
　2．病状
　　（1）生活の基本部分における自立の状況
　　（2）家事へのかかわり
　　（3）生活状況（生活時間割）
　3．リハビリについて
　　（1）実施状況
　　（2）機能訓練についての思い
　4．暮らし方をめぐる状況
　　（1）家族への思い
　　（2）楽しみなこと
　　（3）苦しいこと
　　（4）不満
　　（5）相談相手
　5．発病して変わったこと

Ⅱ　介護者の状態
　1．続柄
　2．生活の変化
　3．家事の内容
　4．介護以外にやっていること
　5．介護するようになり変わったこと
　6．これからの思い
　7．本人への思い
　8．不満

Ⅲ　くらしの状態

Ⅳ　地域とのかかわり
　　障害者として
　　家族として
　　地域の対応状況

Ⅴ　これからの暮らし方

Ⅵ　どう生きたいか

Ⅶ　要求

（3）障害者の事例紹介
　相手の話をじっくり，ありのままに聞く．今まで聞いたことのない本音が……

　機能訓練に来ている方で，ご夫婦とおばあちゃんの3人暮らし．息子は東京で仕事をしていて結婚もしている．「とにかくこっちは3人で守るから，息子には稼げるだけ稼いで欲しい．こっちの留守は守るけど，それでもやっぱり戻ってきてもらいたい，家を絶やしたくない」
「何で東京なんですか」
「こっちでは金は稼げないから，金を考えると同じ仕事をするにも定年になるまで東京にいて，それから戻ってきてもらえばいいんだ．俺は昔農業をやっていて，米やメロンやスイカを作って，冬は出稼ぎ」
「米はどのくらい作っていたのですか」
「田畑は3町歩．今は人に貸していて，自分で作っているのは1町歩」
「1町歩も結構大きいのですね」
「今はどんな暮らしなのですか」
「国民年金と障害年金を70万円と90万円もらって，後は妻の厚生年金が月2万円ぐらい出るから，月10万円で3人が暮らしてるんだ．今年は下水道工事が入ったので，120坪の家なので分担金が25万円，工事代とか入れると全部で90万円かかる．たった月10万円の年金でこれだけのものがかかるので，俺たちだけではできないから，息子にも金を出してもらうようにしてるんだ．俺たちじゃ健康保険には入れないから息子の扶養になっている」
「病気になる前の健康状態は……」
「愛知や京都，福島のほうまで酒づくりで出稼ぎに行っていた．出稼ぎに行っている時には晩酌2合，タバコ40本で，ほんとにいっぱい飲んで吸っていた．出稼ぎに行ってる時は血圧は下が高かっ

た．しかし，医者が半年半年で，こっちの医者と向こうの医者と変わってしまうので，やりとりがうまくできない．だから医者には食事に気をつけるように言われたが，それ以外は薬を飲んで終わるだけだった」

「今はどんな生活……」

「毎日毎日同じことのくり返しなんだ．だから機能訓練に出るのが，決められた外出なので楽しみだ」

機能訓練が生活の中でどんなふうに位置づいているかが，ここでようやく聞けた．

「ご夫婦の関係は……」

「病気になる前も夫婦の仲は良かった．退院するまで半年，夜だけ妻が付き添いをしてくれた．ばあちゃんが家で1人留守番をしていたので，無理に退院させてもらった．入院していて自分がどんなふうだったか，俺はぜんぜん覚えていない」

妻は，

「たいへんな時をいちばん覚えておいてくれるといいんだけど，覚えてないんだよねえ」

「機能訓練について……」

「月3，4回は出ているけど良くならないなあ．治らないなあ．でも3年目ぐらいから動きが良くなり始めたかな．倒れて1，2年はやっぱりわからないな」

「地域との関わりは……」

片貝祭りというのは，花火を上げるために1世帯から何万円もお金を寄付するのが慣わしだ．

「交際費がすごくたいへんだ．どんなつき合いでも1回5千円は出ていく．たいへんだけど，祭りのつき合いで地域とつながっているから，これだけは削れない」

「今の楽しみは……」

「今，楽しみは何もない．昔みたいになりたい．だから農業のための道具は，動けなくてもそのままにしてある」

（4）報告会の様子－1人1人の事例をみんなの前で報告－他の保健師の事例がみんなのものに

　訪問してきた内容を3月から7月までの間，週1,2回で2ケース，係長，栄養士を含め係全員に報告した．「報告は主観を入れず事実を報告すること」とした．

　最初はなかなか相手に切り込んで聞くことができない苦しい訪問が続いた．慣れない報告会で，報告の内容がパターン化してマンネリぎみだった．

　今まで自分の訪問をだれかに聞いてもらうという経験はなかった．他の保健師がどんな訪問をしているのか，どんなことを聞いているのか，報告を聞くことは新鮮だった．そして，今まで自分1人の事例だったものが，他の保健師と共有され，トピックス事例ではなくなった．1回1回の報告会が，住民の暮らしを，事実をどう見るかという保健師の視点の学びであり，保健師1人1人の振り返りでもあった．

　報告会では係長も栄養士も意見を求められる．若い保健師も先輩保健師も意見を求められ，だれもが報告会に参加した．何十回も報告会をするうちに係長も保健師以上に住民の生活や思いを語るようになった．栄養士も「たいへんなんだね．機能訓練の行事の食事を作って出したことがあったけど，そんなふうにぽろぽろこぼすのだったら，まとめて食べられるような物にしないといけないんだね」とか……職種を超えて障害者の生活から次の課題が見えてきた．

　「若いころに発症すると経過が長く生活もたいへん．本気で予防しなければならない」という思いが保健師間，他職種にも共通に出され，意思統一がされた．

（5）総括　集団の力で感性は育つもの
　まとめの柱　1．障害者の状態　2．介護者の状態　3．暮らしの状態　4．地域との関わり　5．これからの暮らし方　6．どう生きたいか　7．要求

この訪問を，調査の柱とは別にまとめの柱に添って住民の生の声を拾い上げ，係で話し合った．今までにない話し合いの連続になった．

　この時，集団の力はすばらしいと感じた．1人で見ることには限界があっても，10人の保健師で事例を見ると10方向から見ることになり，事例を積み重ねることで小千谷市の障害者の姿，地域の実態を，より明らかにしていった．報告会で語り合うことで保健師集団の中で今までにない相互理解の関係が生まれた．

(6) 報告集会　新たな事業の展開

　訪問のまとめを，今度は調査に協力いただいた障害者本人と家族，関係職員に対し報告した．このことによって「生の声，生き様が持つ力は大きい」と実感した．社会福祉協議会の事務局長は「すべての問題解決は調査からだと思った．こういう情報を必要な所に流し，理解してもらう活動を要望する．障害者も健常者もお互いが，共通の場を持って考えていきたい」と相互の連携について熱っぽく語ってくれた．また，障害者本人からは「保健師さんありがとう．こういう訪問をしてくれてありがとう」と言われたことがうれしくて，保健師自身も報告会で感動させられた．

(7) 調査がもたらしてくれたもの

　この調査では，まず機能訓練に参加していた障害者への私たちの見方が変わった．何もできず，ただ待っている人と思っていた障害者は，健康な部分をフルに使い，たくましく地域で生きている人たちだった．

　調査を通して機能訓練事業は継続を決めた．保健のする機能訓練は，家から出てきて社会参加し，身体を動かす訓練と，病気や再発予防，障害と向き合いながら暮らしやすくする生活技能の学習を通して仲間づくりをする．そして，その仲間との関係から，障害受容をし，障害者が自ら生きる力を回復していく場を保証する行政サー

ビスとして位置づけた．そして，障害者へのサービスだけでなく,「障害者を支える家族」を支える事業が加わった．

　また，若い時に発症すると，障害とともに暮らす時間が長く，生活の土台の根底から変えてしまう大きな生活変化を起こしてしまうケースの報告を聞くたび，このような悲しい事例を増やしたくないと強く思った．これが保健師の力となって新たな事業「基本健康診査の受診年齢引き下げ」「健診料の無料化」「検査項目の追加」「総合健診」などが生まれた．

　基本健康診査の結果説明会は，今まで病態生理を中心に医師からの健康教育だったが，住民の暮らしと健診結果を結びつけられるのは保健師しかできないと，「健康・暮らし・生きがい」を3本柱に地区担当保健師と栄養士が健康教育をするようになった．

　何より，予防活動の源は，「母子保健」からと乳幼児健診での聞き取り，離乳食指導，健康な幼児への訪問と，事業1つ1つをつなげて，母子も成人も1つの家族として事業を見始めた．

　住民の声と暮らしの実態から，係全体で事業を見直すことができた．

（8）生活調査が保健師を変えた

　もう「健診屋じゃない」と言う保健師は1人もいない．健診は1年に1回必ず住民に会える大切な場所に変わった．全面委託には出せない．生活をつかむ大切な場面．問診には必ず保健師が入る．そして，健診の受付には地区担当保健師が当たる．「1年間元気だった……」と顔なじみの住民に声をかける．

　調査の訪問から聞くことの大切さを学び，保健師が変わった．今までの聞きたいことを聞くのではなく，相手の思いを聞いてともに考える姿勢ができた．

　ある保健師が，

　「私ね，脳卒中発症調査の訪問が変わったよ．訪問の電話をした時は，今日はいないと居留守を使われたけど，本当に聞かせてもら

いたいと言うと会うことができた．今までなら聞きたいことだけを聞いて帰ってきたが，この人が退院して家に帰ってきた気持ちや先が見えない不安な気持ちをいっしょになって考えた時，同じようなケースが調査の中であったことを思い出して話した．すると保健師が訪れたという緊張感が消え，これからのことが話し合える訪問になった」と話していた．

5．チームでつかむ実態の重み

それまで保健師は一国一城の主で仕事を進めていた．1人で訪問し，1人で悩むといった状態だった．しかし，生活調査の訪問と報告会，総括での話し合いを通してチームで実態をつかみ，共有した事実の重みは，何者にも勝ることを実感した．鈴木先生の，

「住民の本音のところでできた事業は崩れることはない．保健師の気持ちの後ろに住民がいるという強さがある」の言葉どおり，保健師1人1人が住民の声と暮らし，命を背負っている．住民の視点に立った意見を持つようになった．

テーマを決め地区に入り，実態をつかむ訪問は今も継続されている．2歳児訪問，60歳代胃検診未受診者訪問，糖尿病・高血圧要訪問医療など，年間の重点活動の中で訪問を位置づけ続けている．

地域の実態は，自分たちの目で，耳で，身体でつかみ続けたいと思う．

平時の保健事業の充実こそが防災
家庭訪問が生きた中越地震への対応

佐藤　久美（小千谷市）

1.「中越地震後」に生きた保健師活動の土台

　1995（平成7）年3月から生活状態調査に取り組み，「チームでつかむ実態の重み」を共有したことで，テーマを決め地区に入ることが，小千谷市の保健師活動の土台となっていった．
　「2歳児訪問」「60歳代胃検診未受診者訪問」等テーマを決めて家庭訪問を事業化することで，保健師が家庭訪問に行かなくてはならない体制を作っていった．
　1996（平成8）年から新人保健師が毎年チームに加わり，自分たちの目で，耳で，心身でつかんだ「地域の実態」から保健事業を充実させていった．この動きは，新人保健師が家庭訪問の重要性を理解することにもつながった．
　生活状態調査から学んだ「聴き取りの柱立て・訪問・報告会」の手法は，先輩保健師の訪問を新人保健師が目の当たりにできる機会となり，家庭訪問の力量をアップさせていった．
　生活状態調査に取り組んでから10年が経過した，2004（平成16）年10月23日，「中越地震」が起きた．保健分野には，生活状態調査に取り組んだ5人の保健師と，その後就職した若手5人の保健師10人が勤務していた．生活状態調査への取り組みのおかげで，家庭訪問に行くことが日常的に訓練されており，家庭訪問を行うことで担当地区をつかんでいたことが，当市の強みとなった．
　また生活状態調査から学んだ「チームでつかむ実態の重み」が，保健師1人1人に身についていたことも震災後の活動を支えるベー

スになった.

　私は震災と保健師活動を語る時に必ず結びの言葉に「平時の保健事業の充実が防災である」と伝えてきた．災害とは，一瞬にして日常が壊れることであり，壊れた日常を元に戻すことが復旧である．復旧は早いが，その日常になかったことを新たに創り上げることは至難の業である．だからこそ日常が充実していることが大切なのだ．保健事業の充実の原点は，「チームでつかむ実態」であり，実態をつかむためには，現地に足を運ぶ「家庭訪問」を行うことである．

2．震災対応　初期（困っている人，助けを求めている人への訪問）

　一瞬にして日常が壊れてしまった時，地域の人たちはどうしているのだろう．震災翌日から現地に出向き，「困っている人，助けを求めている人への訪問」活動を開始した．

　全国からの派遣保健師の支援を受けて，ローラー作戦全戸訪問を震災12日目からスタート，公的責任のもとで「全ての市民の安否」を確認する．地元保健師は，調整に追われ地区に足を運ぶことは難しく，派遣保健師が訪問する．保健師であることで，住民は安心して心を開いてくれた．日頃から，保健師が地区に足を運んでいたからこそ，「保健師」という言葉が通用するのだ．

　派遣保健師の調整に追われていた若い保健師は，「どこの県の保健師さんでも，地図1枚渡せば，どこでも家庭訪問してくれる．保健師ってすごいですね……」と話してくれた．

　全戸訪問調査に協力してくれた医師からは，「保健師の実態把握調査は，標準化されており個人差が少ない．すばらしい……」と言われた．全国の保健師がいかに日常的に，家庭訪問を行い，家庭訪問の技を磨いているか身をもって知ることになった．

　災害対応の土台となる全戸訪問により「困っている人，助けを求めている人」が明らかになり支援を開始できた．

3. 中期（つながり，顔売り訪問）

　震災から2か月が経過すると，避難所から応急仮設住宅への入居が始まった．当市は，できるだけ被災者の住み慣れた地域に応急仮設住宅を建設した．

　初期は全国の派遣保健師から地区担当保健師の代役を務めてもらったが，2～3年入居し不便な生活を強いられる応急仮設住宅は，地区担当保健師による「つながり，顔売り訪問」が必須である．

　応急仮設住宅に暮らす住民にとって，夏・冬という過酷な時期に，半年に1回ずつ全戸訪問を行った．

　地区担当保健師が，訪問の回数を重ねることで，本音が聴けるようになった．保健師の力量をつけるためにも，生活状態調査の手法を用い，訪問後は保健師個人の訪問に終わらないように，全保健師で報告会を行い，課題を明らかにし，対策を検討した．

4. 復興期（深く学ぶ訪問）

　2～3年の応急仮設住宅での生活に終止符をうって，自宅再建する人，再建の夢破れ災害公営住宅に入居する人と，人生の岐路に立つことになる時期が復興期である．復興期は，「安堵と諦め」の支援の時である．

　震災により変わってしまった人生に寄り添い，生き様を『深く学ぶ訪問』が必要だ．「やりばのない思い」「災害公営住宅が終の棲家」……これからここで「最期まで生ききる」ために何が必要かをしっかりと聴くことである．そこから復興期支援の課題「コミュニティの再建」が見えてきた．

　当市の震災活動を，保健師が行う家庭訪問として振り返ってみて，あらためて伝えたいことは，災害に強い街づくりの保健分野としての備えは「保健師が，日常業務の中でしっかりと家庭訪問を行っていること」である．

実践レポート4

三川村の家庭訪問
全戸訪問からの出発

水戸部可奈（新潟県三川村）

1. はじめに

　私は就職して1年目，問題があるというケースに訪問しても，役に立っていないのではないかという疑問があり，訪問に出るのは足が重く，どういうふうに訪問をすればいいのかわからなかった．

　保健師学校で学んだ訪問は何かしらの援助の必要なケースへの訪問だった．就職してそのようなお宅に訪問をしても，手応えのなさを感じていた．実際に仕事をしてみると，保健師の仕事は事業の準備や資料づくりなどの事務仕事が多かった．保健師は訪問などに出ていて，机にはほとんどいないという自分のイメージしていた姿と違い，魅力がなかった．就職したてのため，村の人のこともよくわからないし，仕事を辞めようかなと考えていた．

　1年目の冬に「新潟県自治体に働く保健婦のつどい（保健師活動研究集会の前進）」に参加し，そこで学んだ受持地区での全戸訪問を始めたことをきっかけに訪問が楽しくなった．実際に住民との関係もでき，少しずつだが活動が充実してきたところに，本間保健師が三川村に就職した．

　本間保健師は田舎の三川村にはとてもいないような細くて，背の高い，やさしい保健師．本間保健師は受持地区を全部回りたいという考えを持った保健師の仲間入り．1人でしていた全戸訪問を2人

で始めることになり，力強いパートナーとなった．そして，私たちの始めた全戸訪問が，他の事業を生かす訪問に変わっていき，活動が充実してきたのでそれを報告する．

2．村の概況

新潟市より車で約1時間．山林と原野が総面積の9割を占める．昭和の大合併で1955（昭和30）年1月に三川村，谷花村，下条村が合併して新三川村（現在の三川村）が誕生した．

三川村は山林が9割を占めているように，山の間に道があり，道や川に沿って地区が点在している．高齢者に聞いてみると「昔に比べると交通の便がよくなった」と口をそろえて教えてくれる．1963（昭和38）年〜1969（昭和44）年の間に村内のあちこちに橋ができた．橋ができるまでは，山並みをぬって村中に流れる阿賀野川を船で行き来する水上交通が主要交通手段だった．橋ができたことでようやく渡船を使わずに車や人が行き来できるようになった．主要道路は国道49号線．県道もいくつか通っている．1991（平成3）年に磐越自動車道が通り，新潟市や福島方面の交通の便がよくなった．

三川村は，新発田市と阿賀野市，五泉市，村松町，津川町に囲まれた村である．津川町，鹿瀬町，上川村，三川村の4町村で東蒲原郡といい，以前から交流のある町村で，2005（平成17）年4月1日に合併することが決まっている．

人口は約4,200人［2004（平成16）年3月31日現在］，25地区あり，村内に地区が点在している．高齢化率36.0％［2004（平成16）年3月31日現在］，出生率は2003（平成15）年で24名．

年齢階級別人口で見ると，65歳〜70歳，70歳〜75歳がピークを男女ともに占める．三川村は農業の数は減ってきているが，田んぼは手放しても，ほとんどの高齢者は畑を生きがいにしている．「70歳，働き盛りだ」と住民が平気で言うほどの元気な高齢者の多い村である．

また，仕事をしているお父さんとお母さんたちも，仕事から帰っ

てくると畑に出たり，休みの日に畑に出たりして，休む間もなく働いている．

冬は薪ストーブで暖をとり，雪が降る時期になるとあちこちの家の煙突から煙が昇り，幻想的な風景が広がる山間の村である．

保健師は3名．係長を除く2名の保健師で地区を担当している．

3. 保健婦活動の歴史

当時の保健婦加藤ミネさんが国保保健婦の時代，結核がいちばんの健康問題で，いかにたくさんの人にレントゲンを受けさせるかが問題だった．具合が悪い人がいると戸板に乗せて医者に連れて行った．医者に連れて行ってみるとガフキー9号で大騒ぎだった．レントゲンをみんなに受けさせるために，ポータブルの機械を購入．リアカーに載せて運んだり，船に乗せて運んだり，他に運ぶ手段がなければ背負って運んでた．

何べん言っても「写真で魂が抜かれる」とレントゲンを怖がる住民が多く，説得して受けてもらうのがたいへんだった．当時は衛生観念もなく，家での隔離もしておらず，入院しても当時の病院では治療もろくろくないため，子どもを家に置いて入院し，亡くなって帰ってくるお母さんを見たという話を，現在の係長保健師が加藤ミネさんからたくさん聞いたそうだ．1978（昭和53）年から国保保健婦がなくなり，三川の保健婦の態勢は2人配置となった．

昔は人口が多く，子どももいっぱいいて，年間100人くらいの赤ちゃんが生まれていた．

三川村はJR以外は交通の便が悪く，当時の三川村の交通手段は渡船と歩き．船に乗って他の地区まで移動をしていた．当時は村の中でも船乗りがたくさんいたし，渡船業も盛んだった．1955（昭和30）年くらいまで渡船をやっており，いちばん遅くまで渡船をしていた地区は1979（昭和54）年ごろまでやっていた．

道のない中なので線路の上を歩いたり，汽車の通るトンネルの線路の上を歩いた．時には汽車が通ると服の裾を持ち，トンネルに貼

りついて，汽車が通り過ぎるのを待ち，ふたたびトンネルの中を歩いた．鉄橋も渡って歩いて，汽車が来ると逃げ場まで走って汽車が通るのを待ち，汽車が行ってからまた残りの鉄橋を渡ったという話は今でも住民から聞かれる．

　結核が落ち着いてから，脳卒中予防に重点が変わった．医療放置者の訪問や，循環器健診が始まった．血圧が高い人と貧血者が多かったため，1965（昭和40）年くらいから血圧教室や減塩指導・貧血教室をやっていた．

　当時の保健婦の加藤ミネさんは住民から石戸（地区名）の医者んどんと言われていた．

　特別養護老人ホームなどの施設もなく，自宅でみることしかできず，全集落を回る寝たきりの介護教室を行っていた．訪問は寝たきりや認知症が主だった．褥創がひどい人が山ほどいた．失禁するからとビニールのテーブルクロスを布団の上に敷き，床擦れを作ってしまっていた年寄りもいた．「寝たきりになったから見に来てくれ」と言われ，行ってみると玄関に入った時から，床擦れの臭いがするくらい知識も技術もない時代があった．

　ヘルパーも当時1人しかおらず，ヘルパーといっしょに風呂に入れの毎日だった．そんな状態になってから訪問依頼があるものだから，大して関わらないうちにすぐ亡くなってしまう人が多かった．自分が訪問すると亡くなってしまうみたいないやな感じだった，と係長保健師は言う．

4．三川村の家庭訪問（資料1）

1）Ⅰ期　悩み多き日々＜2001（平成13）年4月～12月＞

　2001（平成13）年度，私と学生時代の同級生が就職し，三川村初めての保健師3人態勢となった．地区の分担は，保健師3人で分けた．1人入っては辞めていき，中には病気で亡くなってしまった保健師もいたそうだが，3年以内で辞める保健師が何人か続き，な

第2章 保健師が行う家庭訪問の実際

資料1 三川村の家庭訪問実施状況

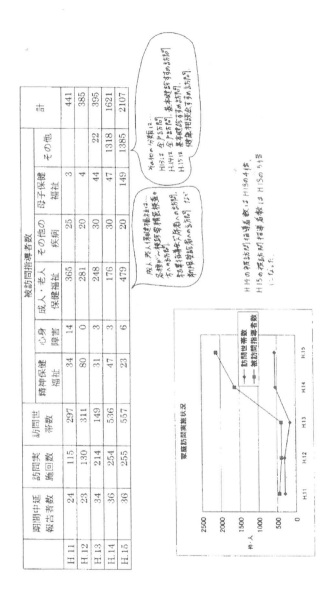

| | 期間中延報告者数 | 訪問実施回数 | 訪問世帯数 | 被訪問指導者数 | | | | | | 計 |
				精神保健福祉	心身障害	成人・老人保健福祉	その他の疾病	母子保健福祉	その他	
H 11	24	115	297	34	14	365	25	3		441
H 12	23	130	311	80	0	281	20	4		385
H 13	34	214	149	31	3	248	30	44	22	395
H 14	36	254	536	47	3	176	30	47	1318	1621
H 15	36	255	557	23	6	479	20	149	1385	2107

家庭訪問実施状況

かなか保健師が根づかない村だった．初めての保健師3人態勢となり，同級生同士が就職したのもあり，これまで何人もの保健師が辞めた話をあちこちで聞かされ，他の課の課長からも辞めるなよと言われ，期待されていることが余計にプレッシャーになった．

　就職が決まった時，短大の教授に，「小さな村で人と人のつながりが強い所だから，時間が空いたら，1軒1軒挨拶に回りなさい．自分をアピールして覚えてもらいなさい」と言われた．そんなことを言われて，布団に入ってからも自分が1軒1軒回っている姿をイメージして住民に歓迎されている様子も思い描き，期待に胸を膨らませていた．

　就職してすぐの保健師同士の話し合いの中で，2人の保健師に，就職が決まってから自分の中で決めていた受持地区への挨拶に回る訪問をしようと，「受持地区の全戸訪問をしたい」と話すと，他の保健師は「厳しい」「無理」「時間のむだ」と，私も含め職員が9人もいる狭い保健センターの中できつく言われてしまい，私の期待とやる気もなくなり，ショックを受けた．この中で仕事をしていかなければならないのかと落ち込んだ．

　この頃の訪問対象は，係長にもらった訪問リストの人．主に基本健診事後や介護保険の対象と介護者などで成人・老人が多く，生活状況の把握や，介護者の健康管理などの内容で訪問していた．

　当時，問題がなければ訪問できないのか，訪問して何ができたのか，仕事もおもしろくなく，訪問も面倒くさく，おっくうな思いだった．

　ケースはもらったもののすべての家に行くことができず，指導内容・確認事項を考えるだけでも時間がかかり，そのうち，計画も考えずにただ様子を見に行くような訪問をするようになった．就職し，夢見ていたことはできずに現実は違っていた．

　秋ごろ，同期の保健師が地元に就職するために三川村を辞めることが決まったことも重なり，押しつぶされそうな毎日だった．私はこの頃，辞めることだけ考えるつらい毎日で，職場に向かうだけで胃が痛くなっていた．

2）つどいとの出会いと学び

　2001（平成13）年12月，「新潟県に働く保健婦のつどい」で家庭訪問の基礎講座に参加した．自分にとって大きな出会いであり，大切な節目だった．「保健師の活動の基盤は地域を受け持つことで，その基本は家庭訪問である」ということを聖籠町元保健師手島幸子さんより学んだ．

　レポートの発表や参加者との話し合いで，他の市町村は保健師間での話し合いや発表を意識的にやっていて，私たちの村との違いを知った．

　そこで学んだことは「保健師のする家庭訪問」が，3つに分類されるということだった．すなわち，

①　困った人・助けを求めている人への訪問
②　つながり顔売り訪問
③　深く聴き，学ぶ訪問

である．

　特に地区全体をくまなく訪問するには，②の訪問は重要だということを学んだ．①の訪問対象はリストアップされた人．指導が先行してしまい訪問をするのがおっくうだったが，①の訪問をするのに大切なこととして，「家族単位・集落単位で見るくせをつける・疾病中心でなく生活を見ること．評価はその人のためにできたことでなく，『いかにその人の生活を知ることができたか』ということだ」と学び，少し気持ちが楽になった．

　②は保健師にとっては当たり前のはずの「地区担当の大切さ」をこだわる訪問．「『元気ですか』と声をかけながら顔を見て自分のことを覚えてもらい，訪問時間は短くてもこまめに会う塵のような訪問をひたすら続けると，住民から2，3か月経つと必ず相談の電話がくる」と学んだ．「こういう訪問をしていると5年ぐらいすると，担当地区の人たちの顔と家族がわかるように，さらに10年受け持つと畑や田んぼや財布のおおよその中身まで察しがつくようになって，身近な保健師になっていく」ことを学んだ．「こういう理由で，

地区担当を変えるのは 10 年を過ぎてから」と言われた．

　③の訪問は，市町村の重点課題とくっつけたチームで共通にする訪問．「自分たちの村の課題を見出す実態把握の訪問で，保健師全員同じテーマで期間を決め，実態を集めるものだ．その際訪問をしながらチームでの話し合いがなされ，チームが固まってきて，今，何が必要かが見えてくる」そうだ．新潟県のいくつかの市町村ではこうした訪問がうねりになり，充実した仕事起こしのきっかけになっている所がある．問題がなければ訪問できないわけではなく，もっと自由な訪問をしていいこと，訪問は保健師に許されている特権であることを教えてもらい，自分が背負っていた重荷を降ろすことができたような楽な気持ちになった．

　つどいでは驚きと感動と挫折の思いの連続だった．学生時代の同級生も訪問に対して不安を持っていたのは同じだったが，仲間がいたという安心感よりも，自分が厳しい状況の中で仕事をしていたことがわかったことのほうがつらかった．あまり教えてもらえない環境で，就職して 9 か月．何も成長していない自分に焦りを感じ，自分の力で変えなければ，全戸訪問をしなければと三川に帰る車の中ですでに心は決まっていた．すぐに行動に移さなければと，翌日から手島さんより学んだ自由ノートを書くために帰りにノートを購入した．

　つどいに参加した 1 日はとてもつらかった．悲しかった．三川に就職しなければ苦しむことはなかったのにと思うと，これからの不安と焦燥感で涙が止まらなかった．しかし，つどいでの学びを振り返ると，つらかった半面，自分の仕事がこれから変えられそうな期待もあった．

5．Ⅱ期　地域とつながる全戸訪問の開始
　＜2002（平成 14）年 1 月〜6 月＞

　つどいで学んだ地区ファイルを作り，全戸訪問をするための家族世帯票の代わりになるものを用意した．つどいの次の日からノート

を書くことや，細かい記録を残すことなど自分なりに実践を始めた．

②の訪問で顔を売りながら，生活について詳しく聞くという自分なりの全戸訪問を1月から1人で始めた．

全戸訪問を始めてから，訪問でつかむ情報が変わってきた．1人1人の生活の話をていねいに聞くことで，少しずつ地区の様子がわかるようになってきた．

そして4月になり同級生が辞め，代わりに新しい保健師が入ってきた．「1人1人の顔がわかる所で働きたい」という本間保健師の仲間入り．新人の本間はやせて，すらりと背が高く，ふんわりした話し方の保健師．しかし，1軒1軒挨拶に回って訪問したいという強い気持ちの持ち主で，2人での全戸訪問が始まった．同じ活動をする心強いパートナーができた．

2人で回った地区は9月までで4地区の108世帯．業務をしながら合間に訪問に出るというスタイルで回った．

このような私たちの活動を陰で支えてくれているのが係長保健師．事務的な業務を主にしていて，私たちが訪問に出やすい環境を作ってくれている．職場でも保健師は外に出て行くものだという雰囲気が出てきた．

訪問を続けているうちに，住民から電話で訪問を依頼されたり，訪問先で継続訪問を希望されたりするようになった．

問題点を意識した訪問をしていると，気になるところしか聞けない訪問をしてしまいがちだったと思う．

学生時代は何か指導をしなければならないというのが頭にあったが，指導を優先するのではなく，生活の話やいろいろなことをこちらが聞くことで保健師の学びや発見になった．

1軒1軒の家を回るうちに，受持地区に愛着が湧くようになった．一度訪問に出てしまうと重かった足取りがどんどん軽くなった．風景や地区の様子を見ながら写真を撮り，四季によって地区や住民の雰囲気も変わることも魅力で訪問が断然楽しくなった．

1）第1回職場の学習会で＜2002（平成14）年6月＞

　2002（平成14）年6月に「新潟県若い保健師の学習会」のレポートづくりがきっかけで手島さんを招き，村で保健師の職場学習会を行った．

　すぐにレポートの作成作業に入ると思ったが，まず最初に村の実態と保健師活動計画の確認を4人で行った．手島さんに聞かれることは村の実態と保健師活動の確認．出生数・高齢化率や各種検診率などの1つ1つの確認作業を行い，私たちは聞かれることによって，今まで地区把握をしてもうっすらしか見えていかなかった健康実態が強烈に見えるようになった．

　村についての地区把握は学生時代に学んだやり方で3回したが，形式的にやっても自分の頭にはあまり残らなかった．また，就職した時のような一方的なオリエンテーションや資料の分析ではなく，4人対等にこれまでやってきた事業などを1つ1つ確認することで，私も本間にとってもわかりやすい地区把握ができた．

　村の実態として胃がんが多いこと，基本健診の受診率が低いということがわかっていなかったことに驚いた．実態を知らなくても業務をこなしていけるという怖さ，保健師側で低い受診率に対して積極的に働きかけをしていなかったことに気づくことができた．手島さんから「村の重点事業は何……」と聞かれたが，「重点事業」という言葉自体がわからなかった．もちろん基本健診が村の重点事業として上げられていなかった．事業先にありきの現実で，村の健康実態と事業がばらばらだった．

　また，この学習会で全戸訪問のまとめ方について学んだ．

（1）全戸訪問のまとめ方

　① 個人管理表をおこし，○○家，家族の人数，健康状況，訪問で聞いてきたことすべてを書く．

　② 世帯地図に吹き出しで記録をまとめる．訪問に行った家は塗りつぶす．地図上に地区の特徴・保健師への思いなども書く．

(2) 第1回目の職場学習会で気づいたこと
① わかったこと
・胃がん検診,基本健診の受診率が低く,村の健康実態がよくわからずに活動していたこと
・事業のボリュームが多いことに気づいた
・重点事業という言葉がわからなかった.村の健康実態と事業が結びついておらず,事業はそのもの単独のものとして捉え,事業先にありきの現状であった
② 学んだこと
・新しい事業を作るのではなく,今ある事業を生かすこと
・全戸訪問で聞いてきた住民のニーズを事業担当に返し,事業に反映させることを学んだ.事業と合わせて訪問を行うことで,事業に生かすことのできる訪問になる
・地図上に吹き出しを作り記録を書くことで,地区や訪問がよみがえり,生活をしている人のイメージをつかめる記録になった
③ 感じたこと
・ケース検討以外で「訪問」について検討をしたのは初めてで,訪問が大切だという共通理解ができた.先輩は全戸訪問に対して「全戸訪問をがんばり,たくさんの家を訪問しているが,それがいったいどうなるのか,どうまとめるのか」という一抹の不安を持っていた.学習会の場で先輩の不安を聞き,また,先輩保健師も自分が指導をしてもらってこなかった背景,それゆえにどう指導していいのかわからないと悩んでいたことがわかった.互いの不安などを本音で語ることができ,保健師間の絆が深まったような気がした.

2) 新潟県若い保健師の学習会での報告

私たちは2002(平成14年)6月,「新潟県若い保健師の学習会」にレポーターとして参加した.三川村の報告に参加者たちが感動を

寄せてくれ，自分たちの活動に自信を持つことができた．話し合いの中で，業務分担も昨年より少なくしてもらっており，訪問に出るということが認められている職場環境で恵まれつつあると思った．さらに，笹神村の報告で，訪問と事業が絡み合い構造的にできており，チームで取り組んでいる笹神村のような活動を目指したいと思った．

3）第2回職場学習会で＜2002（平成14年）年9月＞

9月の職場学習会では，全戸訪問でつかんできた事実の確認と全体事業の中での訪問の位置づけを学んだ．世帯数の多い地区での訪問や住民にも伝わりにくい訪問で2人そろって行きづまってしまった．この時，手島さんに「全戸訪問で生活を学ぶ訪問を中心にし，地域を見る力もついてきたので，ここで健康問題と保健事業とを関連させた健診の事後や，胃がん検診についてなどのテーマを持った訪問をしてもいい」と指導された．時期的には，ちょうど基本健診が終了した時期だったため，基本健診の事後指導をテーマに据えようということになった．

生活についてていねいに聞く以外にテーマを持って訪問するという今後の方向を聞いて，行きづまっていたものが軽くなり，先輩も納得した．

6．Ⅲ期　その後の私たちの訪問
＜2002（平成14）年9月～2003（平成15）年3月＞

訪問で聞きたいことを保健師間で話し合い，共通テーマを決定した．それを話題に入れて訪問したところ，住民の受け入れもよく，基本健診や指導会についていい返事が返ってきた．

前年度までしなかった精検未受診者への訪問，子宮頸がん精検者への訪問をすることで，表情で見える以上に心の中は不安でいっぱいだということがわかり，支えることができた．寝たきり者喀痰検査の訪問では思いもかけない継続訪問を希望されたり，今にもパニッ

クになりそうな介護者を支えたり，楽観的に構える介護者に受診を勧めた．精検を返すのに1軒1軒回ることの大切さを再確認した．

1）新津管内保健師業務研究会での報告＜2002（平成14）年10月＞
　新津管内保健師業務研究会では全戸訪問から出発した私たちの家庭訪問が地区活動につながった報告をした．真っ白だった保健師の活動を私たちの手で作り上げていく過程を振り返ることができた．
　この時の参加者の感想は以下のとおりだった．
・三川村の報告がいちばん心に残った．まず上司に無理だと言われても全戸訪問へ踏み切った勇気はすごいと思った．人間関係とか各市町村の態勢とか人には言えない部分がたくさんある中で，自分は新人の時あきらめたので，今からでも遅くないなと元気をもらった．忙しい，自分の町は無理だと言うことは言い訳だと気づいたので，工夫して地道に積み上げていきたい．
・決して先駆的でないものもあったが，普段の活動を振り返るとても良いきっかけになった．今やっていることをちょっと工夫したり，深めようとすることで，また新たな成果が得られるのだと思った．新しい，立派な先生から学ぶのも大切だが，足元の活動をおろそかにしないようこういった学習会も必要だと思う．上司や今日来れなかった人に今の活動について話し合いたい．保健師の活動，特に訪問が出にくくなっているので，周囲の理解が得られるようまたがんばってやりたい．そして保健師ってこういうことをする人なんだとわかってもらいたい．
・三川の全戸訪問の活動を聞いて，一生懸命さが伝わってきた．自分の中で日々の業務に流されている反省と，ほんとうは自分もこういうことがやりたいという気持ちになった．

　三川村の活動を管内の保健師に知ってもらい，感想をもらうことで明日からまたがんばろうと思うことができた．悩んでいた時の私を知っている新津健康福祉事務所の課長や保健師に「去年とはぜんぜん違う，別人みたいだ」と言われた．

報告をまとめることで，私たちの活動を理解し，応援してくれる上司や先輩がいることに恵まれていると思った．そして，三川村に就職してよかった，保健師になってよかったと初めて思うことができた．

2）第3回職場学習会＜2002（平成14）年12月＞

第3回職場学習会では健康相談のねらいについて学んだ．

健康相談会は，① 健診の報告の場，② 住民とつながる場，③ 保健師がつかんだ実態を伝える場，であること．そして，健診と訪問，健康相談が一連の事業としてつながることがわかった．それぞれを異なる1つの事業として捉え，行うのではなく，それぞれ接点を持ち，年間を通して「基本健診の受診率を上げる」という同じテーマで活動することで，事業の幅が広がることを学んだ．

健康相談の組み立てを考え，2002（平成14）年度の基本健診受診率をパネル化，基本健診の意味を伝え，次年度の健診を受けることを勧め，基本健診につなげる．全戸訪問で地区ごとに気づいたことをまとめ，それを住民に返し，住民の思いを聞く内容にした．

7．Ⅳ期　基本健診を軸にした活動の開始
＜2002（平成14）年2月〜2004（平成16）年8月＞

1）健康相談会参加を勧める訪問

2002（平成14）年の12月〜2003（平成15）年の3月まで，健康相談会の参加を勧める訪問を行った．三川村では昔，僻地のため冬期間になると受診しなくなる人が多かったことから，毎年冬場1月から3月にかけて，ほぼ全地区を回る冬の健康相談会を今でも伝統的に行ってきている．

この年は，全戸訪問で回った地区，前年度の健康相談参加人数の少ない地区を回った．「健康相談会で全戸訪問の報告をするのでぜひ参加してください」と，一度区長文書で全戸に届いている案内と同じちらし・A5サイズに作った保健師の名刺を配布しながら，春

夏の季節のいい時期に回った地区も再度訪問した．また，不在の家には，手紙もいっしょに置いてきた．

初めてテーマを決めて全戸訪問をしたため，回りやすかった．回りながらいっしょに生活の話や健康状態の話も聞くことができていた．訪問の目的もはっきりしていたため，春夏に行った訪問よりも，住民の受け入れもよかった．

全戸訪問で回っている地区であり，その地区に足を運びやすくなっていた．雪が顔にばちばち当たる吹雪の中，手袋をすると案内を渡すのに手間取ってしまうため，持ってはいたが，ポケットに入れたままはめることもできなかった．手足が冷たいのにも負けず，吹雪にもめげず，鼻水が出ているのかわからない寒さの中で，「こたつにあたっていきなさい」と言う住民の温かい声に心を温めながら休まずに地区を回った．寒い中回り，住民の心にも響いたのか来てくれるという手応えを感じながら7地区357世帯訪問した．

2）2002（平成14）年度　健康相談会
（1）健康相談会を下記のように行った．〔行地(いくじ)，五十島(いがしま)の皆さんにお聞きしたこと
　① 基本健診について
　　・健診申し込みアンケートの回収率の報告と提出の勧め
　　・全戸訪問でのお礼と報告
　② 地区での生活は：参加者全員で振り返り
　③ 血圧測定・個別健康相談
　参加者311名．2001（平成13）年度の参加者200名よりもはるかに多くの参加を得ることができた．

（2）参加者からの声
・（地区の歴史について）こんなことまで話した人なんているのか．こんな話聞くなら飴なめているほうがよっぽどいい．
・自分たちの生活を客観的に見てもらえてよかった．

・写真撮らせてくらっしぇって．荷物こったも積んでいるのに．(笑)
・手紙置いてくれるから引っ張られて来た．

（3）保健師の思い
・全戸訪問でも不在，健康相談を勧める訪問でも不在で1回も会ったことのない人が来てくれた．
・自分が話すことに対して反応が大きく，うれしい．
・保健師に写真を撮られたことをうれしそうに周囲に話している姿を見て，思わず自分もうれしくなる．
・こういう形での報告が初めてで，受け入れが悪い人もいた．
・集団指導というと，一般的な健康の話をする形式をイメージしてしまう．保健師側が一般的な知識を住民に伝えるだけではなく，訪問をする中で住民から聞いてきたことを報告する集団指導の持ち方もあるということがわかった．経験したことのない集団指導だったが，三川村の住民のためのオリジナルの健康相談会を行うことができたことがうれしかった．

3）基本健診を勧める訪問＜2003（平成15）年度＞
　2002（平成14）年度基本健診受診率の低い7地区合計205世帯を訪問．
　健診会場・時間一覧を配布しながら1軒1軒訪問する．同時に，受診状況・健康状態も確認する．

（1）住民の声
・（畑に健診PRに行く）保健婦さんまた今日も回ってるの．畑やめて家に行こうか．
・（保健師のこと）覚えているよ．畑でも話をしたから．

4）基本健診および結果指導会
　基本健診は受診者665人，前年度よりも99名の増加，受診率

55.3％，前年度より10.6％アップした．

基本健診では「おめさんが受けれって言ったから来た」という人が何人もいたり，健診に来る人の中で顔見知りの人が前年よりもさらに増えた．また，問診をしていて，混んでいる自分の列に並んでくれるとうれしかった．医者に行っているからという理由で基本健診を受けない人が多かったものの，訪問して回って自分が話をした人が来てくれてうれしいという思いが基本健診をしている中でいちばん強かった．

たくさんの家に訪問し，話を聞いているため，食事や間食についての傾向がわかり，問診や指導をする時に，生活を意識した聞き方ができるようになったという保健師側の変化もあった．

結果指導会では，対象者635名のうち，89.4％が参加．前年度より出席率は4.0％アップした．

2002（平成14）年度結果指導会は基本健診の結果によりグループ分けを行い，指導を行った．異常なしのグループにはバランス食の話，後期高齢者には生きがいの話，要指導b以上の出席者には個別指導を行い，集団と個別指導に分けて結果指導会を行っていた．

しかし，2002（平成14）年度のその後の生活を聞く訪問をしている中で，指導会で聞いた内容を覚えていないことがわかったため，業務担当保健師に返し，2003（平成15）年度の指導会はすべて個別指導に切り替えることにした．全員に個別指導を行い，前年度の集団指導時より，受診者は自分の問題として結果や生活習慣を捉えられていたようだった．

「1対1で話が聞けてよかった」「職場の健診だと結果が来て終わりだけど指導会で話が聞けてよかった」という声を2003（平成15）年度のその後の生活を聞く訪問の中で聞くことができた．

基本健診をテーマにした一連の活動を振り返ってみて次のようなことを感じた．

前年度の健康相談会から基本健診をテーマに活動を続けてきた．訪問や結果指導会などの他の活動を絡めながら基本健診を大事にす

るようになり，基本健診への思いが変わった．基本健診を勧める訪問と結果指導会でのPRを通して，今回受診者が前年度よりも99名増加し，予想以上の成果を得ることができたが，保健師がていねいに動くと多くの住民が必ず動いてくれるという手応えがあった．

これまでは受診率の低い基本健診に働きかけなかったが，働きかけた時の違いを実際に自分たちの目で確かめることができた．私たちの想像をはるかに超えて受診者が増え，保健師同士で喜びを分かち合い，ほんとうにうれしかった．

訪問した地区は受診者が増え，新規受診者も増えたが，結果指導会を終えてこのままでいいのか，この先どう活動するのか，という疑問が出てきてまた悩んでしまった．

5）第4回職場での学習会＜2003（平成15）年9月＞
　基本健診を中心とした成人病予防活動を考える
・基本健診を勧める訪問〜基本健診〜結果指導会と連続性を持たせる．
・事業を切り口に聞くことで，事業に反映できる訪問になる．
・健診を勧める訪問をした地区は責任を持って事後フォローをすること．初診・要指導者は最優先．

　結果指導会後の生活を聞く訪問について共通の訪問を行う柱立てを考えた．
訪問の柱立て
　①　健診はどうでしたか．
　②　指導会，ご自分の結果はわかりましたか．
　③　その後の生活はどうですか．
　④　体の調子で気がかりなことはありませんか．
　⑤　家族の健康状態はいかがですか．

　前回の2002（平成14）年12月の第3回学習会でも，基本健診と訪問，健康相談を一連の事業として連続性を持たせることで，年間を通して，「基本健診の受診率を上げる」という同じテーマで活動することができるということを学んでいたが，今回の学習会で次の

活動が見えてきた．

また，その訪問が来年度の事業計画や予算に反映することができるということを学ぶことができ，活動の意欲が出てきた．

そして，今回の学習会をする前に悩んでいた「訪問した地区は受診者が増え，新規受診者が増えたが，結果指導会を終えてこのままでいいのか，この先どう活動するのか」という疑問は「活動が1年で終わるものではなく，連続して続けていくもの」を学ぶことで吹き飛んでしまい，またこれでいけるという希望が湧いてきた．

6）健診を勧めた地区にその後の生活を聞く訪問，初回受診者への訪問

下記のねらいをもって52名を訪問した．

① 受診推奨をした地区住民・新規受診者へのフォローを行う．
② 健診・結果指導会の率直な感想を住民から聞き，次年度の健診・結果指導会に生かしていく．
③ 住民から得た情報は健康相談会につなげていく．

めったに会うことのできない若い住民と会うことができた．若い世代は，働くことに精一杯で，体のことは二の次という現状がわかった．

訪問をすると目の前に果物やまんじゅうがたくさん並んでいて，「こんなのいくらでも食べられる」と話す人が多く，結果指導会で聞いたのとは違う実態が見えてきた．また，指導会後も生活が変わっていなくて，「薬を飲んでいるから大丈夫」という人が多かった．

7）第5回職場での学習会＜2003（平成15）年11月＞

健診PR訪問→基本健診→結果指導会→指導会欠席者への訪問→健診受診者へのその後訪問と，活動が連続して行われていること，テーマに沿って全数に近い形で回ることでより連続性が良く見えてくることを確認した．この連続性を保ちながら冬の健康相談にどうつなげていくかについて話し合った．

資料2

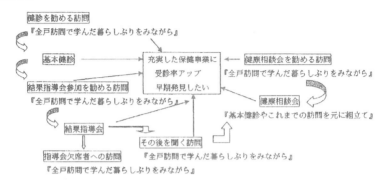

職場での学習会を通して，三川村の重点事業として，基本健診をテーマに行っていくことを決定した．2002（平成14）年度までは基本健診と結果指導会，健康相談会の事業そのものしかしていなかった．2003（平成15）年度からは，基本健診の2か月前は基本健診の受診を勧める訪問を行う．結果指導会終了後は，欠席者への訪問と，新規受診者への訪問，指導会後の生活を聞く訪問に回ることとした．

すべての訪問はこれまでの生活を聞く訪問をベースにして，さらに村の事業をどう受け止めているかを聞きながら進める．そして，住民の声をそのまま事業担当に返し，次年度の活動に生かすことにする．

（1）学んだこと
・健康相談は住民にとっては年に1回しかない健康確認の大切な場，これからも続いていく場，住民とつながることのできる場，自分たちの活動をPRする場であるということを確認．
・その後の生活を聞く訪問に関しても，生活を詳しく分析しすぎると足が止まってしまう．全体的にこういう感じがある，傾向がある，気になることという保健師がつかんだ大まかな直感が大切で，その事実について健康相談で伝えること．

・訪問した事実を元に持ち帰り用のパンフレットやパネルを作ること．足しげく地区に入っている保健師は住民にマッチした，生きた資料を作れる．

健康相談の流れ
 ① ミニ講話　健診の結果
      訪問して気になること（傾向を伝え，その中で住民の声も聴いていく．ポイントをまとめパンフレットにし配布する）
 ② 健康チェック・相談（個別）
というおおまかな流れを考えた．

（2）職場学習会で指導を受けたことをもとに私たちで考えた健康相談の原案
 ① 今年1年間の保健師の活動について報告とお礼
 ② 保健師の気づいたこと～医者に通っていても当てにならない～
・基本健診は医者に行っているから受けないという人が多い．
・医者は患者が求めてこそ現病以外の検査ができる．通院していたのに気づかないうちに糖尿病になった実話を聞いた．
・薬を飲んでいれば安心と考える人が多い．医師は生活についての指導はしてくれない．
 上記のような現状があるので基本健診を必ず受けようという内容を考えた．

（3）手島さんからのアドバイス（電話）
 医療に偏りすぎている．保健師間の話題になった，気づいたということはいいこと．ただそれを年に1回しかない健康相談で取り上げても医療は住民の生活の部分的なものでしかない．訪問は終結しないで，今回の訪問だけで見ようとしない，終わらせようとしないこと．全体で一歩引いて感じたことを生活に広げながら，つかんだ

資料3　変わっていった健康相談会

	実施内容	実施回数	参加者数
H.11	軽体操、個別健康相談、血圧測定	33	237
H.12	座談会、個別健康相談、血圧測定	23	147
H.13	軽体操 基本健診の結果から見える地区の特徴 地区の健康の実態について話し合い。○○地区での生活は？ 血圧測定・個別健康相談	21	200
H.14	14年度の基本健診についての報告 健診アンケートの回収率の報告と提出の勧め 全戸訪問のお礼と報告（全戸訪問実施地区のみ） ○○地区での生活は？参加者全員で振り返り（全戸訪問未実施地区） 血圧測定・個別健康相談	22	301 参加を勧める訪問 6 地区 357 世帯
H.15	15年度の基本健診についての報告 基本健診の結果から分かったこと 訪問から見えてきた三川村の生活 パンフレットを使用した間食の取り方の話 血圧測定・個別健康相談	21	330 参加を勧める訪問 7 地区 228 世帯

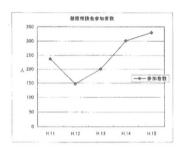

健康相談会の内容も、訪問で住民の方から聞いたことをまとめて報告するという形に変化していった。
　14年度、15年度と健康相談会の参加者数が少ない地区に、保健師が直接案内を渡して回ったことにより、参加者が300人を超えるようになった。

ことをまとめる．

　医療という生活の一部を取り上げるのではなく，生活全体を見ることの大切さを実感した．住民のためになる健康相談をするためにはみんなに共通になる話題を探すこと，保健師が素直に感じたことをまとめることが大切だということがわかった．

8）健康相談の内容を改めて考える
　① 基本健診 PR 訪問をして，受診者が 100 人増えた．基本健診・PR 訪問のお礼
　② 基本健診 PR 訪問や健診後の訪問，初回受診者への訪問をし

て保健師に見えてきたものの報告
 ・糖尿病・脳梗塞が目立つ
 ・その原因は食生活にあった
   〜間食が多い，酒が多い，果物が多い，土木作業員が多い〜
 ・でも三川村住民の元気の秘訣は畑と家族の仲の良さ
 ③　健診アンケート提出の勧め

9）第6回職場学習会で＜2004（平成16年）1月＞
　健診受診者へのその後の訪問，初回受診者への訪問を行うことで保健師が気になったことをまとめた．また，健康相談は集団の中で自分たちの生活を見つめ直すよい機会であることを確認し，健康相談のねらい・柱立てをまとめた．

（1）ねらい
・基本健診の受診，健診PR訪問・健診後の訪問のお礼．
・自分たちにとっては当たり前の生活習慣に気づく．
・来年も基本健診を受けようと思ってもらう．

（2）健康教育の位置づけを学ぶ
・健診と訪問の報告．
・つかんできた生活の実態を伝える．
・健診の意味をわかってもらい，次の健診も来てもらう．
・保健師との信頼関係を築き，住民の声を聞かせてもらう場．

10）健康相談会を勧める訪問
（1）7地区205世帯を訪問
　訪問に回っていると言葉が返ってきた．
　「お父さんは健康相談に行くつもりでカレンダーに丸をつけていた」「お茶飲んでいかないと健康相談に行かねえぞ」大雪だった健康相談会前日，地区を回ると住民2人が会場の前を除雪してくれて

いたところを訪問.「これくらいは手伝えると思ってやってたんだ.明日鍵も開けて,部屋もあっためておく」「やっぱりちらしで一律に『来て下さい』っていうのと,保健婦さんがカド(1軒ずつ)回りしたのでは効果がある」

(2) 保健師の感想
　冬場の寒い日に回るのは住民の反応が違う.健康相談を勧める訪問は時間をかけずに,ちらしを配りPRするだけだが,保健師が組み立て,考えた健康相談にたくさんの人に来てもらうためには,直接顔を合わせ案内をすることで気持ちが伝わると思う.

11) 2003(平成15)年度　健康相談会
　冬期間1月21日から3月5日まで,22地区を回った.
　参加者：330名(前年度は311名)

(1) 内容
　① 2003(平成15)年度の基本健診についての報告
　② 基本健診の結果からわかったこと
　③ 訪問から見えてきた三川村の生活
　④ パンフレットを使用した間食の取り方の説明
　⑤ 血圧測定・個別健康相談

(2) 健康相談に参加した人から聞かれた声
・「(健診)行ったことないから今年行くか.(保健婦さんは)顔みればはや名前わかるからな」
・「今日はほんとにいい話を聞けた.帰ったらこれ(パンフレット)かか(妻)に見せて,『お前もこうせねばだめなんぞ』って教えることにする」
・「いい話聞けたぜね」

（3）健康相談を終えて保健師が感じたこと
・健康相談の会場に行き，たくさんの人で踏み固められた雪道，玄関には数えられないくらいのたくさんの長靴，1部屋では収まりきらず，保健師の座る場所がないくらい参加者が大勢いる地区があり，ほんとうにうれしかった．
・足でかせいで，地区を徘徊することの大切さを健康相談での住民との関わりを通して痛感した．
・住民といっしょに健康相談を作っているという雰囲気があり，健康相談会が前の年に比べて和やかになった．
・住民から聞いてきた実態をそのまま伝えるため，反応が大きかった．また，そこから話も広がり，住民の素直な反応・感想がたくさんあった．

　2002（平成14）年度の健康相談を勧める訪問から基本健診をテーマに1年間活動してきて，受診者が増えたり，相談会参加人数が増えたりし，すべての活動が連続しているということが実感できた．そして，重点事業のテーマを持って活動し，1つ1つの事業を関連させて活動することで実態に合わせた活動ができ，それに伴い活動が充実してきたことがよかった．

　何よりも，1人1人の顔のわかる村で，顔がわかるように保健師が動き，住民も保健師の顔がわかり，動いてくれるようになったことがうれしかった．保健師としても自分たちの目で変わっていく住民の動きがあることがわかり，充実感も持てるようになった．

8．おわりに

　三川村の現在の活動は，悩みの中からの出発だった．保健師が根づかないと言われ，辞めるなというプレッシャー，全戸訪問についての保健師間の反対も初めはあったが，保健師のつどいで，私が保健師を辞めようと思っていた時に手島さんに出会えたことが三川村の活動のスタートになった．

　そして，自分なりに全戸訪問を1人で始め，そこに新しい保健師

が仲間入りし，1人1人と会うことを大切にしたいという心強いパートナーができた．2人で同じ目標を持ち活動できたことが，1人で全戸訪問を始めた私にとっては何よりもうれしいことだった．そして，2人の活動を係長保健師が支えてくれ，事業に反映させてくれ，私たちの活動を陰で支えてくれた．

　学生時代に実習し，学んだ訪問の対象は要指導者というような個別的な援助を必要としている人だった．訪問についての講義では，個から家族に，家族から地域全体を見るという話を聞いてはいたが，新人の保健師が就職して訪問することになる要指導者やケースへの訪問だけでは，地域をまるごと見る活動はできない．住民と寄り添い，ともに生きることはとてもできないであろう．

　要指導者だけでなく，そうでない健康な人ともつながりを持ち，家族にも会い，家を知り，畑を知り，地域全体を見ることが訪問の活動で重要だということが学びになった．たくさんの住民と知り合いまた，仲良くなることで，私たちの活動も変化し，住民に合うよりよい事業に変えることができた．

　そして，私たちの活動は何よりも悩むたびに学びという節目があり，それを支えてくれる人がいなければできないものだった．学習会を支え，方向を指し示し，時には軌道修正してくれた手島さんの存在がとても大きかった．

　保健師が地域に出向き，人に会い，家を見て，飾らない普段の生活の姿を見ることが大切だと思う．事業先にありきではなく，地域の人たちの実態から事業を出発すること，住民にとっていい基本健診，いい事業をしていくために新しい事業をするのではなく，年間を通じ，他の事業をも連続させて活動することで訪問も事業に生かすことができるということを学んだ．そして，三川村は合併が2005（平成17）年4月1日に控えているが，これからもこの訪問を事業に反映させ，三川村の活動を積み重ね，住民のために本気で活動していきたいと思う．

　　　　　　　　　（三川村は合併により阿賀町になった）

実践レポート5

笹神村の脳卒中予防活動の取り組み
40歳代男性の家庭訪問事業を通して

関川　清美（新潟県阿賀野市笹神支所）

1. 概況

　私が働く笹神村は2004（平成16）年4月に近隣4町村が合併し，阿賀野市となった．人口約50,000人の市として新たな出発をした．

　笹神地区は蒲原平野の南東部に位置し，2,000ha余りの水田が広がる県内有数の穀倉地帯である．県都新潟市より東北東27kmに位置し，総面積87.2km²，広域生活圏では新潟圏に属する農業を主産業とする地域である．本地域の約6割は山林地域で，農耕地は27％，米単作地区である．

　年間出生41人，死亡95人，高齢化率27％，〔2003（平成15）年度統計〕阿賀野市の高齢化率は23％であり，市の中では少子高齢化の進んでいる地域である．

2. 職員態勢

　2004年（平成16）年4月，合併により課の態勢が大きく変わった．今まで課長を含める5人の保健師がいた．栄養士，歯科衛生士，保健分野を担当する事務職1名，計7人の現場のスタッフで保健事業を行ってきた．また，国保・介護保険・福祉といっしょになった課であった．

　現在笹神支所は保健師3人，事務職2人の5人で現場活動をして

いる．保健師の1人当たり受持人口はこの4月から増え，3,100人を受け持っている．

3．住民の歴史・暮らしと保健活動

先に述べたように，笹神地区は米単作地域である．国は1965（昭和40）年代後半から生産調整を始め，減反政策を打ち出した．しかし，笹神地区においては減反反対運動が盛んで，100％達成にはほど遠い状況であった．1978（昭和53）年，首都圏生協との交流が始まり，1981（昭和56）年，米を除く農産物の産直交流がスタートした．1990（平成2）年には生協といっしょに「ゆうきの里ささかみ」宣言を行い，本格的な有機農業に取り組んだ．今や有機は笹神地区のブランドである．減反政策が進む中，農業でも生活できる大規模農業の推進が始まり，衰退していく基幹産業を守ろうという動きがある．しかし，農業以外の収入を得ることが難しいことから，住民の暮らしは豊かとは言えない．

経済と健康問題は比例すると言うが，私が就職した当時〔1982（昭和57）年〕はとにかく脳卒中の多い地域であり，血圧管理も行われていなかった．当時の保健所の所長には，

「今時，200もある血圧にお目にかかろうとは……笹神村は20年遅れている村だね」と言われた．その言葉のとおり，若い人が次々に倒れ，健康に関心のない地域であった．（**表1**）

4．就職当時の訪問

私は1982（昭和57）年に笹神村に就職した．その翌年からは老人保健法が施行され，健診態勢づくりに追われ，事業が優先の日々が続いた．当時の訪問は全稼働量の13％と少なく，また，訪問対象者もそのほとんどが脳卒中後遺症者や寝たきり者であった．障害者など病気の人や福祉の相談に伴った訪問が中心であった．保健指導車が止まっていると，近所の年寄りから，「あそこの家なんかあったかねえ」と声をかけられたものである．保健師の行う訪問は特別

な人の所へ行くというイメージであった.

保健婦学校では訪問基準を決め,優先度の高い人を中心に訪問する活動を教えられてきた.訪問計画を立てるのに半日かかり,計画は計画で終ってしまう.「次,何か月後に来ます」と約束しても,1年経っても行けないというくり返しだった.

そんな中でも健診を欠席した赤ちゃんを訪問し,健康な子どもの発達状況に触れる活動をしてきた.

個別の訪問活動から次へのつながりが見えず,「家庭訪問」の意味を考え悩む日々が続いた.

5.健康づくり元年

私たちの村は1983(昭和58)年,脳卒中死亡率が県内ワースト2と報道された.当時の基本健診受診者は500人と,管内12市町村中最下位の状況だった.

働き盛りの40〜50歳代が毎年倒れるという状況の中で,1988(平成元)年機構改革が行われ,保健衛生課ができ,本格的な脳卒中予防対策が行われた.

今までばらばらに行っていた成人検診を1回で実施する総合健診態勢を1991(平成3)年から実施した.それに伴い40歳代男性の家庭訪問で働き盛りの人たちの生活実態調査を行った.また働き盛りの人たちの人間ドックの強化,住民組織を発展的に改正し,保健推進員組織の育成を図った.

6.倒れた事例から学ぶ〜40歳代男性にスポットを当てた生活調査〜

保健師の仕事の原点は,地域の中でいちばん困っている人とどれだけつながることができるかが大切である.その人の思いを汲み取れるかどうかによって仕事は変わってくる.脳卒中で倒れた人の悲惨な状況から予防活動を考えることが私たちの活動の原点である.

働き盛りの人が脳卒中になり,後遺症を抱えながらの生活は,想像以上にたいへんである.一家の大黒柱を失い,経済的不安を抱え

表1 笹神村保健師活動の歴史

	昭和58	昭和59	昭和60	昭和61	昭和62	昭和63	平成1	平成2	平成3	平成4
家庭訪問	13.9%	16.7%	16.7%	23.7%	23.5%	25.4%	23.6%	24.9%	24.5%	20.5%
健康相談	2.0	5.9	7.0	7.1	8.3	8.1	10.5	13.5	15.4	15.4
教育	9.8	11.4	6.6	6.7	11.7	5.5	7.3	7.8	8.7	9.0
集団検診	7.9	7.3	8.4	9.7	10.5	10.4	10.5	10.7	9.7	9.8
現場活動	39.3	44.6	43.5	51.3	50.6	53.5	55.3	60.9	61.6	59.6
現場外活動	60.6	55.4	56.5	48.7	49.4	46.5	44.7	39.1	38.4	40.4
主な出来事	・老健法により成人健診に力が入れられる	・夜間健康教育を実施 ・高血圧症度Ⅲ以上の訪問実施 胃部検診の調査訪問実施		・HCと共催で移動保健所 ・集落を徹底的に調査訪問	・高血圧訪問件数1.3倍に伸びる	・寝たきり訪問の増加 ・ヘルパー増員 ・ゴールドプランによる寝たきり態勢づくり ・ケースワーク的仕事の増加	・リハビリ教室開始 ・精神作業所 ・ヘルパイ事業の開始 ・若い世代の人間ドックの強化 ・健康教育の増加 ・保健推進員活動の強化		・総合健診の実施 ・40代訪問の実施 ・若い世代を対象にした血圧相談会(平成3〜5) その他訪問が増える(健康な人に出会う訪問)	

21年間の活動が今日の笹神村の保健師活動を築き上げた.当事は保健所機能がまだはっきりしており,地区担当の位置づけも明確だった.

	平成5	平成6	平成7	平成8	平成9	平成10	平成11	平成12	平成13	平成14	平成15
	18.4%	22.9%	26.4%	24.6%	23.3%	26.2%	25.8%	31.0%	27.5%	27.0%	28.4%
	10.1	10.9	10.2	10.0	10.5	11.1	11.4	11.3	10.9	12.0	11.7
	7.2	10.1	10.7	8.3	8.2	7.7	8.8	6.1	7.1	7.2	7.3
	7.9	8.3	8.3	8.0	8.1	8.0	8.3	7.3	8.3	8.0	7.3
	52.2	60.0	57.5	51.9	51.9	53.6	55.8	56.9	57.4	56.0	55.7
	47.8	40.0	42.5	48.1	48.1	46.4	44.2	43.1	42.6	44.0	44.3

・デイサービス開始利用者探しの訪問

・教育活動が半年間続く

・チームでテーマを決めた訪問開始

・健康教育, 老健事業の予算の削減で減少

・支援センターの強化

前立腺癌モデル事業

C型肝炎健診実施

合併準備
前立腺癌健診笹岡地区実施

・ケアマネ業務も兼務（平成14年まで）

介護保険の動きが本格的になる. ニーズ調査250件を実施

子供の7か月訪問の見直し
肥満対策
・精神障害の実態調査
・高齢者ふれあい事業

赤ちゃん交流会

精神障害者講座

保健推進員組織まとめ

保健師活動のまとめ

地域保健法が保健師の活動を大きく変えている. しかしまだまだ, 自分たちで何を大切にするかにより活動は守られていく.

ながら妻が必死で働く姿や，中には家庭崩壊までに至るケースにも出会う．そんな40～50歳代の脳卒中発症者との出会いに心がえぐられる思いをしてきた．しかし，今まで私たちは働き盛りの人が倒れる事実はわかるが，40歳代の人がどこに勤め，どんな暮らしをしていたのか，どんな健康状況なのかまったく不明であった．倒れてから初めて出会うケースがほとんどであった．まずそういう人たちの暮らしを知る目的で40歳代男性の家庭訪問を実施した．

40歳代の人たちは一家の大黒柱で，子育てや親世代の狭間にある世代だ．そういう意味でいちばん健康のことを考える時期であることから，焦点を当てることにした．

私たちの村は8地区あるので，1991（平成3）年から1地区ずつ，8年間かけて訪問した．1地区にだいたい80人ぐらいの対象者がいる．4人の現場の保健師がいっせいに地域に入る．最初平場農村地区から始めた．兼業農家の多い地区では，4月，5月は仕事を休んで農業に携わる人が多く，本人に会う良いチャンスだと思い実施した．トラクターの音が早朝から聞こえ，北国の長い冬からいっせいに草木が芽を吹き出す季節．桜並木の中を訪問かばん片手に，1軒ずつ訪れて行く．接点のない家庭に訪問をするのは正直勇気がいることであった．

7．こだわり続けた40歳代男性の家庭訪問

40歳代訪問では，今までの処遇中心の保健指導ではなく，若い世代の暮らしを聞く姿勢で接していった．

訪問する前に，A地区の担当保健師が，地域でつかんでいる実態を資料にし，みんなでこの地区がどんな特徴のある地域なのか確認し合う．

過去7，8年の脳卒中の状況を見て，「昨年の地区と比較して若い世代の倒れている所だね」「やっぱりこういう世代を倒さないようにしないと……」と，保健師チームで働き盛りの人たちを倒さない活動の大切さを確認し合う．

実際，40代の男性の所へ訪問するのは勇気がいる．
　「うちの父ちゃんちょうど田んぼ行っていないわ……」と言われるとほっとする場面もあった．
　農業をしている男性へ声をかけると，始めは迷惑そうな顔をするが，村の中で若い世代が倒れている事実を伝えることにより，仕事をやめ，田んぼのあぜ道に腰を下ろし，「職場の健診なんかほんとうに簡単さ．最近は不景気になったので職場健診もなくなった所もある……」「減反が多く，農業だけで生活はできない．機械の借金を返すだけで終ってしまう」など農業の厳しい実態を伝えてくれる．そんな場面を通しながら働き盛りの人との接点を持つ努力をしてきた．
　今までの私たちの40代のイメージとは違い，生々しい暮らしぶりが伝わってきた．最近は本人に会えるのは2割から3割と多く，それは農繁期で仕事を休んでいるのではなく，リストラ等で失業している人との出会いであった．年々働き盛りの労働状況は厳しくなっている．
　農村地域でありながら農業に従事している人は4割と少なく，この数字も8年前と比較すると逆転している．農業離れが進む中，決して安定した職業に従事しているわけではない．最近は派遣労働者や契約社員という労働形態の人が増え，社会保障の整っていない職場が多くなっている．6割が体を使う肉体労働だ．職場健診は7割の人が受けているが，ドック並みの健診を行っている所はわずか32.5％．労働形態も不規則勤務，交代制勤務が多く，不規則な食事・睡眠時間による体の不調を訴えている．また，最近は職場の人員削減や転職による精神的ストレスを訴える人が多く，妻の中には，「夫が自殺するのではないか心配した」という声も聞かれた．肉体労働者でも朝食抜きが年々増加し2割を占め，野菜よりインスタント食品の購入，肉中心の食傾向など，働き盛りの人たちの健康はますます厳しくなっている．明倫地区という小さな地域の中でも日本の経済の立ち行かない様子が伝わってきた．

このように，健康は単に個人の生活習慣のみでなく，労働・経済・社会情勢と大きく関係していることを改めて学んだ．

8．40歳代訪問から学んだこと

1）労働衛生の視点

　家庭訪問は個人の実践となりがちだが，訪問終了後は必ず新鮮な事実をカンファレンスで語り合う．40歳代の生活の捉え方も保健師によって違う．チームで事例を語ることにより，どんどんお互いに40歳代のイメージが膨らみ，個人の事例から地域の特徴を捉えることができる．また，個人の事例はトピックスではなく，社会情勢とつながり，特にその地域の主産業の経済状況とつながっていること，1日の生活・職業の具体的内容を聞くことにより家庭の経済状況が伝わってくる．この訪問を始めたころは，対象者の食事の状況など個人レベルでの捉え方が主であった．しかし，数年行っていくうちに，労働衛生の視点で暮らしを見ていく保健師集団に変化してきた．もちろん，そこには実践だけではなく，保健師自身も保健師活動研究会等を通しながら労働衛生問題を学んできた．時には農協職員の研修会に出かけたり，過労死の研修会に参加したり，農業情勢についても学び合った．

2）家族単位の見方

　始めは40歳代だけに焦点を当てた訪問だったが，年数を重ねるうちに，家族単位の見方ができるようになった．40歳代を切り口にし，高齢者の姿や子育ての問題，家族のさまざまな人間模様が見えてくる．父親の労働形態が家族の食生活や生活状況と関係し，家族全体の健康状況と結びついてくる．家族の財布が昔は1つだったのが，今は妻がパートで働いていて，祖父母は年金があり，財布持ちが大勢いることにより，食材の購入も自由である．食卓を囲んでいない家族はさまざまな健康障害と結びついている．家族を丸ごと

見ることで40歳代の置かれている立場を理解することができるようになった．

3）保健師の活動対象は地域に住むすべての人

　この訪問を徹底的に行うことにより，地区担当の保健師が，自分の地区の特徴を捉えることができるようになった．地域の職業や慣習によって暮らしが違うこと，今までばらばらに見えていた地域が，障害のある人も健康な人も，赤ちゃんから高齢者まですべての人が住んでいる地域という捉え方ができるようになった．

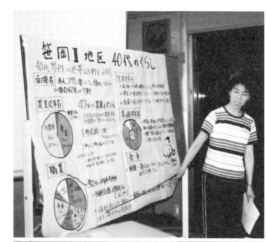
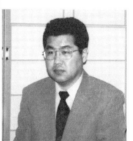

夜間健康座談会

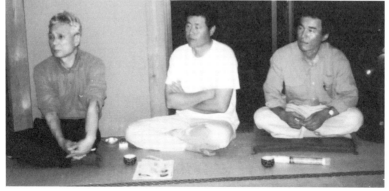

健診等のお誘い訪問では，ちりのような情報を公的に残していくことが重要で，世帯台帳に記入し，情報を一元化する動きをし始めている．改めて地域を担当する保健師の必要性を認識した．

9．夜間健康座談会～40歳代男性の訪問結果を報告～

　健康座談会は旧笹神村で20年以上継続して行っている．1992(平成4)年からは40歳代訪問の結果報告，医師による健康教育を行っている．毎年地区の自治会長，健康推進員の協力を得て大勢の参加がある．

　今年も明倫地区8会場で開催した．述べ164人の方が参加し，熱心に保健師の報告を聴いていた．

　「酒・タバコの話は自分の生活そのものだ」

　「Aさん一家の事例はどこにでもある内容だ．油物を避けて野菜を食べなければ」

　「明倫地区がこんなに若い人が倒れていたという話，初めて聞いた」など地域を回り，住民の生の姿を伝えることにより，自分の生活と比較する反応が多く出された．

　この座談会は年々男性の参加者が増えている．ある自治会長は，「阿賀野市になっても身近な集落に出向いてもらい，こういう健康づくりの活動が続けられることを喜んでいる」

　「地区で行う健康相談には，顔がわかる『オラだいの保健師』さんが来てくれると気楽だ……」と挨拶をしてくれた．

10．地域が動き出した手応え

1）健診受診者の増加（図1，図2，図3）

　40歳代とつながったことにより，地域の健康意識がずいぶん変わってきた．

　基本健診受診者が確実に増加した．1982（昭和57）年には500人台の健診受診者が，2003（平成15）年には1,600人台に，人間ドッ

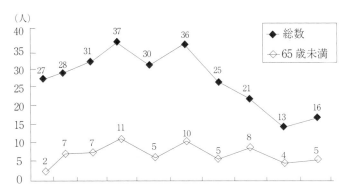

10 年前より 20 人の発症減少

図1 平成 15 年基本健診受診者・脳卒中発症状況

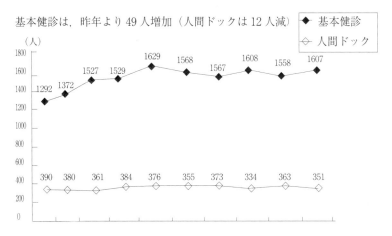

49 歳以下の受診者数
平成 14 年 253 人 → 平成 15 年 250 人（昨年より 3 人減少）
人間ドックを入れると約 2000 人の受診者
職場を失った若い人の新規の受診者が目立つ
受診率 65％

図2 基本健康診査・人間ドック受診者数推移

ク受診者を入れると2,000人の受診者になった．7割が健診を受ける地域に変わってきた．49歳以下の新規の受診者が増えている．

2）脳卒中の減少（表2）

脳卒中の発症を10年間で見てみると，1991（平成3）年総合健診を始めた当初は30人の発症であった．2000（平成12）年から徐々に減少し始め，2003（平成15）年には16人と半減した．死亡状況を見ると1989（平成元）年では全死亡の2割が脳卒中によるものである．2003（平成15）年には1けた台に減り，9人（9.5％）に

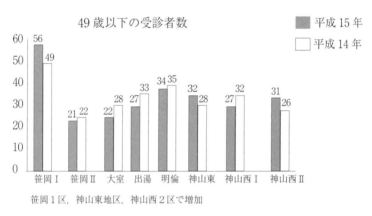

図3 49歳以下の受診状況（平成14・平成15年の比較）

表2 脳卒中死亡状況

平成元年死因	平成13年死因	平成15年死因
第1位　がん	第1位　がん	第1位　がん
第2位　心臓病	第2位　肺炎	第2位　心疾患
第3位　脳卒中19人(20%)	第3位　心臓病	第3位　肺炎
	第4位　老衰	**第4位　脳卒中9人(9.5%)**
	第5位　脳卒中9人(6.8%)	第5位　窒息

脳卒中による死亡は確実に高齢者の発症になっている

まで減少した．平均死亡年齢も80歳代となり，脳卒中による死亡は確実に高年齢者に移行してきている．

3）国保の老人医療費の減少（表3, 図4）

　私たちの地域は合併前，国保会計がたいへん豊かであった．国保税も管内12市町村中いちばん低く推移していた．高齢化率の高い地域だが，新潟県内108保険者のうち老人医療費が92位と低く推移している．また，1989（平成元）年から2001（平成13）年までの医療費の伸び率は，1989（平成元）年を100とした時，笹神村が121.07，県131.75，全国129である．県平均老人医療費より1人当たり10万円低く推移している．15年の健康づくり運動が経済的効果をもたらしている．

4）住民との確かなつながり

　国保の運営協議会の中で健康づくりの話題が出されるようになった．

　1989（平成元）年保健推進員組織ができ，行政と一体になった活動の成果が確実に出ている．合併後も保健師の全戸訪問，地域をくまなく回る活動が保障されるのかという一般質問が議会に出された．

　合併に向けて地区活動が心配と立ち上がった組織（保健推進員）が，「地域を担当する保健師の数を減らさないで欲しい．私たちの村は他町村の倍の面積．人里離れて目の届かない所で暮らしている人がいる．役場に相談に行くのは一握りの人．保健師の仕事は1軒1軒訪問し，地域の人とつながる仕事．私たちの村には地域を担当する4人の保健師さんを残して欲しい……」

　そんな切実な思いが合併協議会に要望書として提出された．

　保健推進員は1989（平成元）年に発足し，15年間脳卒中予防を柱に保健師とともに活動してきた．初めは住民に行政の下請けをさせているという批判もあった．しかし，40歳代訪問事業を通しな

表3 笹神村1人当たり医療費（老人）の推移

(円)

	笹神村	Y町	K村	S町	T町	県平均	全国
平成元年度	438,759	417,625	303,993	426,275	339,570	481,514	590,447
平成2年度	425,886	406,918	351,576	412,198	397,417	502,206	606,000
平成3年度	462,102	437,619	382,219	423,625	395,117	528,293	631,796
平成4年度	458,349	436,584	394,947	442,722	449,019	561,270	660,309
平成5年度	547,896	487,663	394,783	466,091	388,762	615,511	683,389
平成6年度	516,826	528,571	437,511	506,840	406,841	614,012	718,155
平成7年度	531,235	535,705	439,976	551,956	459,221	637,903	752,364
平成8年度	573,576	543,737	452,051	584,643	506,387	662,019	780,541
平成9年度	581,880	608,501	484,715	578,600	523,853	670,816	788,566
平成10年度	512,884	598,506	482,888	580,235	554,509	683,021	798,974
平成11年度	589,963	679,001	541,642	597,949	594,234	706,139	831,339
平成12年度	502,325	624,152	534,603	576,466	514,128	637,574	762,358
平成13年度	531,225	641,658	548,559	568,176	504,526	634,428	761,694
	121.07	153.64	180.45	133.28	148.57	131.75	129.00

(医療費の伸び率元年を100)

平成13年度1人当たり老人医療費順位
108市町村
Y町 30位
S町 71位
K村 81位
笹神村は92位　高齢化率は笹神村が一番高い
笹神村は県平均より10万低い

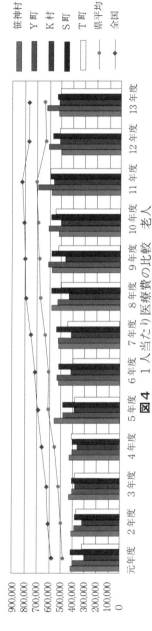

図4 1人当たり医療費（老人）の比較

がら保健師が地域をくまなく回る姿が目に留まり，ともに地域の健康を考えていく一体感が生まれてきた．

11. 合併の中で地区担当を守る闘い……家庭訪問ができる条件づくり

　2001（平成13）年2月，全国に先駆けて新潟県が21の合併パターンを示した．その1つが今回合併した阿賀野市である．

　いよいよ2003（平成15）年5月から具体的な合併のすり合わせが始まった．

　「新市になるのだから，それぞれの地区でやることが違うと公平性に欠ける．電算化をし，用紙等の統一が急務である．態勢についても本庁に全員集まり，事業のある時だけ支所に出向いていく方法はどうか」など地域に密着した活動とはほど遠い意見が出され，とても戸惑い，このままだと今まで笹神村が培ってきた保健師活動はどうなるのか不安でいっぱいになった．

　全国で合併した市町村の話を聞いても事業（母子・成人等）の話し合いはなされるが，保健師の原点である「地区活動」を残す話し合いはなされていない．そこで，私たちは「地区担当小分科会」を立ち上げて話し合いを行った．保健師の考え方に温度差があり，かなり苦しい話し合いであった．人口2,000人から3,000人に1人の保健師が地域を受け持つ経済効果，住民の暮らしが変わってくることなど，笹神村の実践を通して理論化した．国の流れに沿って事業を優先した活動をしている地域は住民を身近に感じることができず，話し合いが何度も空回りをした．しかし，どんな条件であっても地域を受け持つ保健師の活動に関しては皆が合意し，だれもが反対することはできなかった．

　合併以後の態勢も本庁重視の声がほとんどで，支所の身近な所で活動することを訴えたのは笹神村だけだった．なぜそんなにこだわったのか？　常に住民の実態からスタートし，どんな家庭も訪れる地域への徘徊訪問の活動が，私たちの闘いの糧になったのだと思う．住民の暮らし・声・顔のわかる活動こそが住民の求めているこ

とである．そんな活動を守るためには，地域をくまなく見る総合職の役割は大切で，地区担当制が必須条件であると思う．

12. つどい（保健師活動研究会の前身）で学んだこと
　～地区活動の実践の分科会づくり～

　1999（平成11）年，村上地域で新潟のつどいを行った時，初めて3つの訪問（本書5ページ参照）の分類が出された．私にとっては衝撃的分類であり，また私たちが行ってきた実践を理論づける資料でもあった．訪問は大切であることはわかっていたが，保健師活動の中でどう位置づけたらよいのか理論武装に欠けていた．この3つの訪問の分類を実践に当てはめていくと，訪問は個別ケアで終わるのではなく，実は事業づくりと結びついていることに気づいた．特に疾病を中心とした訪問から健康な人の訪問と活動が広がっていくことにより，地域は確実に変わっていくことを手応えとして感じている．

　訪問を事業化し，健康教育や検診・相談の前後には必ずそれに伴う訪問が位置づくことにより，その事業の内容がより豊かになっていくことを学んだ．

　その地域の健康問題とくっついた訪問（40歳代訪問）は予算化する資料にもなり，10年1単位で見ると疾病統計を変えることもできる．

　この3つの分類は単に家庭訪問の分類ではなく，地区を受け持つ保健師の公衆衛生活動の基本である．

　私たちの地区は人口9,400人．2003（平成15）年までは地域を担当する保健師は4人，年間2,500人から3,000人の家庭訪問（全稼働量の28％）をしている．（**表1**笹神村保健師活動の歴史）7割が健康な人とのつながり訪問である．もちろん，困った人や助けを求めている人の訪問を基盤としながら，どんな家庭にも訪れ，つながることを大切にしている．まさに地域を徘徊し，その地域の風土や人々の暮らしを学びながら，なお地域の健康問題に向けてチームで

の取り組みをしてきた．

　合併後は保健師が4人から3人に減り，受持地区の人口も2,300人から3,100人と増加した．しかし，今年も40歳代男性の訪問事業，夜間健康座談会も本庁の協力を得て，今までどおり実施した．住民が求めているのは呼び出し事業ではなく，自分たちの集落に出向き，同じ風に吹かれながら汗の匂いのする保健師の活動である．

　まさに，それが40歳代男性の訪問事業である．

　「地域を受け持つというのは行政にいる保健師だからできるんだよね」という住民の言葉に励まされながら，今日も汗を拭き拭き住民の側に寄り添う活動をくり広げている．

保健師は日本国憲法25条「公衆衛生」の担い手
「保健師が行う家庭訪問」を携え歩いて13年

手島　幸子（新潟県聖籠町）

　つい先日（2017年11月）福島県南相馬市に出向いた．地震・津波・放射線と複雑な被災地である．2011（平成23）年3月以降の傷・過酷な業務・苦労は想像を絶する．
　その市の保健師たちが研修会づくりのプロセスを踏んで，研修会が実現した．研修会に至る経過で「保健師が行う家庭訪問」初版（以降「本」と略す）が回し読みされ，保健師たちの研修会への意欲が高まったという．この思い入れに私は触発され，力になりたいと思い研修会に仲間入りした．
　この「本」が出版されてから，私は各地の現場の保健師の研修会に呼ばれ，歩き続けた．その体験を基に，この「本」のもつ力と現場の保健師の姿・声・実践を振り返ってみたい．

1．歩いた，各地の保健師研修・学習会

　私が退職したのが1998（平成10）年，以降の現場の保健師との研修・学習会については「本」に記されているが，「本」が出版された2005（平成17）年〜2018（平成30）年までの研修・学習会は次の通りである．
　　・自主的な全国保健師活動研究集会（京都・横浜・名古屋・大阪・東京）
　　・自主的な東北ブロック保健師活動研究集会（秋田・山形）
　　・自主的な関東甲信越ブロック保健師活動研究集会（千葉・埼玉・

山梨）
- 自主的な県の保健師活動研究集会（新潟・大分）
- 市町村保健師の公的な職場研修会（高知県土佐清水市・新潟県聖籠町・新潟県阿賀町・新潟県新発田市・福島県南相馬市）
- 看護協会保健師職能研修会（長野県・高知県・秋田県）
- 国保連合会主催保健師研修会（熊本県）

注）□は不定期だが断続的に行った場所

これらの，研修・学習会では，以下の2つのことを大切にしてきた．
① 「本」の中の主に私の実践と「保健師が行う家庭訪問の特性」を伝える
② 参加者の語り合いを重視した運営にする

この2つの内容に主催者の考えも入れ，組み立てていった．継続学習のところは，次回から参加者の実践をレポートに入れていくといった形で行ってきた．

2．どの保健師たちも共感した「保健師が行う家庭訪問の特性」

「保健師が行う家庭訪問の特性」（本書5ページ表1）を最初に教材にしたのが，1999（平成11）年新潟県のつどい（保健師活動研究集会）だった．その反響は記述したが，2005（平成17）年以降現在でも同じ反応だ．

この3分類は，現場の保健師たちに納得と共感を呼ぶ．最近では保健師の業務担当制を取り入れている現場があり，そこに育った若い保健師たちが，この「保健師が行う家庭訪問の特性」を聞くと「ハイリスクのケースだけ追った訪問が多く，訪問が重く自信を失いかけていたが，住民全部対象・顔を見に行く訪問もあり，もっと気軽でもいいんだ，住民に会いたい」などの声を出し，明るくなっていくのだ．「家族全員を見て，気にかけるなんてなかった．業務の担当の対象だけみていた」など，業務担当制による視点の狭さに気づく．参加した保健師たちは，職場の条件の違いがあっても「家庭訪

問の大切さ」を感じている．そして，この実践ができるためには「保健師活動の基盤は地区担当」であること，自由に地区・家庭に入れるのは「保健師活動は公務労働だから」ということも確認してきた．

3．学び・語り合い・実践につながった保健師たち

1）土佐清水市での学び合いの始まり

　高知県土佐清水市との出会いは，2005 年 1 月の全国保健師活動研究集会の実践講座「保健師活動は現地」だった．そこに山本真琴さんが参加していたのだ．丁度「本」が発刊された時だった．高知県はかつて保健師が駐在制をとり，保健師が住民に近い所で密着した活動の歴史があり，その実践は今の 50 代後半までの保健師が体験していた．しかし大きな情勢変化，とりわけ老人保健法制定・地域保健法制定頃より全ての住民対象・地域まるごとという視点が分断されていったのは，土佐清水市も同じだった．活動も業務中心で訪問対象はハイリスク中心で，健康な人への訪問が激減していって，元気をなくし疲れぎみの保健師が目立っていた．

　そのような状況で，「本」のような実践をやりたいという切実な思い入れの研修会開催だった．さらに上司の理解と支援で業務内の公的な研修会となった．この研修会は土佐清水市の周辺の市町村・保健所の保健師にも呼びかけられた．

2）継続した研修会と実践の変化

　私が関わった土佐清水市での研修会のテーマと土佐清水市の実践を振り返ってみたい．
・2006 年 11 月　「こだわる保健師が行う家庭訪問」手島の講話と語り合い．「土佐清水市の健康課題」についての語り合い．
・2007 年〜　土佐清水市の保健師チームで「40 代男性訪問事業」開始．
・2008 年 3 月　「聖籠町の 50 代男性への訪問」渡邉郁子のレポートと，「重点課題にリンクした訪問の具体性」手島の講話と語り合

い
・2009年12月 「こだわる公的責任としての保健活動」手島の講話と語り合い．「40代男性訪問事業」の振り返り
・2011年からは「高齢者訪問事業」が開始
・2011年2月 「土佐清水市の40代男性と高齢者への訪問事業」山本真琴・沖本幸のレポートと語り合い．「保健師の仕事は現地〜今こそ地区活動の再構築を〜」手島の講話と語り合い
・2012年11月 「土佐清水市の訪問と地区活動の振り返り」語り合い．

　土佐清水市への研修会には5回関わった．その教材は「本」の総論であり，実践だった．そして参加者同士の語り合いに重きをおいてきた．学びによって訪問の意欲が湧いてきたところに，市の健康課題を考え合った．「高血圧者・脳卒中発症者が多く，40〜50代で発症している．その世代の健（検）診受診率が低い」このことから，40代男性に焦点をあてた訪問をチームで取り組んだ．

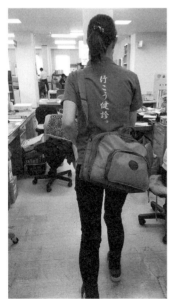

　この実践は「笹神村の脳卒中予防活動の取り組み」（本書143ページ）から学んだ．土佐清水市の保健師の特色は，学びを継続してきたことと，実践も継続していることだ．評価を急がず，じっくり足を地域に向けている．そのことで，住民の健診受診につながったり，住民から様々な相談も増えた．何よりも，保健師が元気を取り戻していった．

　2016年1月全国保健師活動研究集会に「土佐清水市における訪問事業」を沖本幸さんがレポートした．「地

域に入ること，住民と会う楽しさ，保健師の仲間づくり」を楽しそうに語り，その資料の中で保健師同士お揃いのTシャツの写真が印象的だった．**（前ページ写真）**

3）南相馬市の学び合い語り合い

　2017（平成29）年11月，常磐線がまだ復興されないため，大宮から仙台まわりで南相馬市に行った．準備している時，厳しい地域・住民の中にいる保健師たちに何を聞き，何を伝えたらいいのか？私の心は揺れていた．丁度「本」の改訂作業の終盤だった．とそんな時小千谷市の佐藤久美さんの原稿が届いた．震災をくぐりぬけてきた小千谷市の実践はこの「本」の「保健師が行う家庭訪問の特性」に焦点をあて，まとめられていた．それを読んで勇気づけられた．南相馬市の研修会では「本」の中の私のかつての実践と「保健師が行う家庭訪問の特性」と今回の改訂で新たに書き加えられた佐藤久美さんの原稿（本書114ページ）の内容を伝えた．

　それを受けて年代別に分かれ語り合った．南相馬市は合併そして震災をくぐり抜け，業務担当制にせざるを得なかったという．

研修会後の感想
- ○　保健師の原点を再確認しました．私も，保健師は地域に出ること，訪問が大切だと思います．業務分担で行く訪問に違和感を感じます．地区担当制は，決して昔のことではなく，原点，基本，変わらないものだと思います．
- ○　地域に出て住民と接することが少なくなって，このままでよいのかという気持ちをずっと持ってました．お話を聞き，改めて家庭訪問の重要性を再確認しました．
- ○　これまでを振り返り，保健師の原点・公衆衛生を改めて振り返る良い機会になりました．国・県がトップダウンで，しかも全国一律に津波のごとく押し寄せる事業に，保健師が溺れてしまわないかと思います．そのうえこの震災と原発事故，南相馬市は発電

所から市民の生活の場をコンパスの線で分断し，人の生活・家族・精神面も分断させられてしまいました．保健師自身もそれぞれの生活拠点でダメージを受けながら，震災・復興対応に追われています．これまで築き上げた地域も崩壊状態となり今までのように元に戻すことができず，新たに築きあげていくことになります．幸い若い保健師が就職してくれています．住民との関わりで保健師は育っていくと信じてます．市民・家族・地域を見て，その中から必要な保健活動を見つけていけるよう，これまでの経験を伝えなければと思いました．

○ それぞれの係に配置になり，業務を極め，より専門的になっていく部分が強いために，異動になったらできるだろうかという不安もあり，地区担当になったら両方！ みたいな不安は本当によくわかります．

○ 私は自分の気持ちを伝えることは，本当に苦手で，逆に相手の気持ちを聴くのも苦手です．相手を苦しめてないか，不安になりましたが，それは自分がどう見られているか，評価を気にしていたことに気づきました．手島さんが「すぐに評価をしない」といってくれ救われました．

○ 地域に出てみないと知ることができない，住民の生活，くらし，地域の特性があることを改めて感じた．なかなか訪問に行けない現状があるが，訪問でしか見えないこともあるため，できるだけ地域に出る日を作りたい．

○ 家庭訪問がなぜ大切なのか，改めて感じることができました．業務分担の中で全体が見えてない現状で，改めて自分が地域に出ていないと実感しました．地区分担している聖籠町の活動を楽しそうだと思いました．

○ 公務員としての保健師だからこそできる訪問をフルにいかしていきたいと思った．

○ たまに，私たちのやっていることは意味があるのかな？ と思うことがあるが，３つの家庭訪問の特性を見て自信を持って活動

していいんだと思った．
○　年数が経っても，自信のないところがありますが，「完璧でなくともゆっくりでよい」という話に励まされました．
○　保健師だけの研修会で各々の思いを感じることができて良かったです．
○　保健師の特性，視点を生かした訪問を再認識しました．訪問のカテゴリー分けはとてもしっくりきました．
○　とても優しい語りで，結果評価を求め続けられていたことを忘れ，新人期に実施していた訪問活動を思いおこしました．地区把握とあの頃呼んでましたが，目的の家庭へ訪問した足でお隣に寄って「保健師です！」と歩いたことを懐かしく思いおこしました．やって当然だった家庭訪問が激減したのは，平成6年の地域保健法だったのでしょうか．で，やっぱり自分の担当地域よくしたいと，重要なことだと思っています．地区担当制の復活，道のりは大変と思いますが，すすめていきたいです．

　この感想の内容で，今の保健師の現状・苦労・苦悩・怒り・不安が共有できる．さらに，震災・原発という地域・人間関係の崩壊の中で住民の中に入ろうという意気込みが南相馬市の保健師から伝わってくる．
　研修会の翌日，被災現地を住民の長谷川明さんと保健師のリーダーの大石万里子さんが案内してくれた．地域が物理的に壊された現実と避難・放射線被害の補償で人との関係が壊された事実を見せてもらい，話を伺った．昼食後3人で語り合った．私は話を聴くために一電車を見送った．
　「保健師はもっと気楽におれらのとこに来て，元気か？　だの，あの人どうしてる？　だの，それでいいし，そこから始まるんでねーの？」と長谷川さんは語った．まさに，実は簡単なことで，まずは地域に入ることが大事と教えてくれた．
　「本当にたいへんだったけど，こういう状況だからこそ地区担当

制に戻そうと思う」と言いきった大石さんの言葉が忘れられない．

4．今こそこの「本」が伝えたいこと

　ここ10数年の情勢はますます厳しくなってきている．国・県が打ち出してくる法律・制度は本当に住民のことを考えているのか疑問だ．そんな中，自治体の保健師は地域に入りこむべき時間を，計画づくり・報告事務・評価などに使われデスクワークが多く元気を失ってきている．

　故丸山博先生[1]が「地域の実情から，いかになすべきかを考えながら仕事をやる，これが自由人だ．命令がなければ仕事ができない，これは奴隷である．ドレイ根性があれば，仕事は型にはまって新しい芽生えはない」と1946（昭和21）年保健婦養成所の講義で語ったという．

　今こそ地域に入り，住民と繋がることが大切だ．活動の自由性はまだまだある．限られた時間でも地域には出られる．

　この「本」の実践はまさに住民の中から出発したものだ．あらためて保健師の仕事は「憲法第25条」に基づいていることを確認したい．特に今「憲法第25条」の中にある「公衆衛生」ということばが，薄れかけていることを心配している．この「本」の実践はまさに「公衆衛生」である．このことを大切にしたい．

文献
1）丸山博：「保健婦とともに」復刻・解説版；せせらぎ出版

あとがき

　思い起こすと 2005（平成 17）年にこの本を出版した時，先輩の本間玲子さん（新潟市，旧横越村）から
「私たちの時代では当たり前のように地区に入って，住民が保健師を育ててくれた．でも時代は変わり，もうだめかなーとぼやいていた．この当たり前のことが噛み砕いて本に残っていることに感動で涙が出た」との感想を思い出す．さらに 13 年たっても，研修会・講座の参加者から「この本はありませんか？」と言われる．やどかり出版の増田一世さんの大きな支えで，新潟県保健師活動研究会は改訂を決意した．
　新潟県保健師活動研究会の実行委員会の中から編集委員を募り，20 歳代の若手から 50 歳代と幅広い年齢で編集委員会が構成された．2017（平成 29）年 5 月から 12 月まで 5 回にわたり集まり，毎回「この 10 年の情勢・職場の変貌・悩み」を語り合い「保健師の原点・保健師魂」を確かめ合った．「この時代，保健師活動の原点が壊されそうになっているが，それにもかかわらず保健師魂は生きていて，そして創られている」そのことをこの改訂版で残そうと意気込んだ．
　新潟県保健師活動研究会は細々ではあるが続いていて，2018（平成 30）年で 30 回を迎える．しかも，20 代の若いメンバーも加わっている．この学び合いの母体があってこそ，改訂が実現した．
　本書に掲載されている「家庭訪問の 3 つの分類」の産みの母である手島幸子さんも編集委員会に加わり，現場を離れ 20 年近くなった今でも，「保健師の原点，使命，そして保健師魂」を後輩の私た

ちに伝え，次世代に繋ぐ役割を果たしていることに，心から感謝したい．

3つの分類は1999（平成11）年12月，第12回の新潟のつどい（現在の新潟県保健師活動研究集会）で初めて報告された．家庭訪問の大切さと保健師の地区担当制のあり方について，自治体の規模やそれぞれの保健師の発達過程に違いがあっても理解できる内容である．しかし，不思議とこの本に触れることで，自分で課題を見つけ，それぞれの実践が残されてきた．

改訂にあたり，保健師育成の研究者でこの本を参考書として活用していただいている山田和子先生にも執筆をお願いした．先生には遠路新潟まで来ていただき，打ち合わせを兼ね，研修・交流会ができた．このフットワークのよさに感謝している．

表紙絵は初版と同じ，佐々木（旧姓須田）裕子さんにお願した．佐々木さんも最後の編集委員会に埼玉から駆けつけてくださり，本書に込めた筆者らの思いを感じながら描きたいと仲間入りしてくれた．まさに現場主義だ．

初版の原稿は中越地震の直前に書きあがった．この本に描かれた保健師の原点が確認できていたからこそ，震災をのり越えられたのだと語られている．本物は生き続け，伝え続ける力があるのだと確信している．

これからも，多くの方々，とりわけ現場の保健師たちの支えになる本であり続けることを願っている．

2018年9月
　　　　　　　　新潟県保健師活動研究会事務局　関川　清美

執筆者一覧
　手島　幸子（元聖籠町役場）
　山田　和子（和歌山県立医科大学保健看護学部保健看護学科　名誉教授）
　佐藤　美穂（阿賀野市役所）
　渡邉　郁子（聖籠町役場）
　山岸ちひろ（聖籠町役場）
　中野（旧姓阿部）芳子（元小千谷市役所）
　佐藤　久美（小千谷市役所）
　水戸部可奈（聖籠町役場）
　関川　清美（聖籠町役場）

編集委員
　佐藤　久美　　佐藤　美穂　　関川　清美　　手島　幸子
　山岸ちひろ　　渡邉　郁子

視覚障害などの理由から本書をお読みになれない方を対象に，テキストの電子データを提供いたします．ただし，発行日から3年間に限らせていただきます．

ご希望の方は，① 本書にあるテキストデータ引換券（コピー不可），② 本頁コピー，③ 200円切手を同封し，お送り先の郵便番号，ご住所，お名前をご明記の上，下記までお申し込みください．

なお，第三者への貸与，配信，ネット上での公開などは著作権法で禁止されております．

〒337-0026　さいたま市見沼区染谷1177-4　やどかり出版編集部

保健師が行う家庭訪問
第2版

2005年1月22日発行
2018年11月17日第2版発行
編　集　新潟県保健師活動研究会
発行所　やどかり出版　代表増田一世
　　　　〒337-0026　さいたま市見沼区染谷1177-4
　　　　Tel048-680-1891　Fax048-680-1894
　　　　E-Mail book@yadokarinosato.org
　　　　https://www.yadokarinosato.org/book/
印　刷　やどかり印刷

ISBN978-4-904185-43-8